本当の依存症の話をしよう
―― ラットパークと薬物戦争 ――

漫画
スチュアート・マクミラン

監訳・解説文
松本俊彦，小原圭司

訳
井口萌娜

星和書店

Rat Park & War on Drugs

by
Stuart McMillen, Toshihiko Matumoto, Keiji Kobara

Translated from English
by
Toshihiko Matumoto, Keiji Kobara, Mona Iguchi

Illustration © 2012, 2013 by Stuart McMillen

Japanese Edition Copyright © 2019 by Seiwa Shoten Publishers, Tokyo

はじめに

　本書の漫画 *Rat Park* と *War on Drugs* は，わが国の薬物依存症支援に携わる援助者や保健医療政策に携わる行政関係者，そして一般の方々に広く読んでほしいと思い，このたび訳書刊行の運びとなりました。

　本書で描かれている問題は，決して他人事ではありません。「はじめに」で長々とした文章を書くのはいささか無粋ではありますが，ここは大事なポイントなので，本書の冒頭で，「なぜ他人事ではないのか」について冗長な文章を書くのをお許しください。

　2011 年から 2014 年にかけて，わが国では，脱法ハーブなどの危険ドラッグの乱用が大きな社会問題となりました。最終的には，規制対象薬物の種類を増やし，さらに，国内の危険ドラッグの販売店舗を一掃することで，問題は表面的には鎮静化しました。

　しかし，本当にそれで一件落着したのかといえば，その点に関して私はかなり懐疑的な立場をとっています。

　みなさんに知っておいてほしいことが 3 つほどあります。

　第一に，危険ドラッグの依存症になった人たちのなかには，もともと「生きづらさ」を抱えていた人が少なくない可能性がある，という点です。

　乱用期の当初，「大麻とよく似た作用がある合法のハーブ」として巷で出回りはじめた脱法ハーブは，率直にいって，子ども騙しのような弱い効果しかない，詐欺のような製品ばかりでした。それでも，その脱法ハーブを使った結果，仕事や家庭生活に支障を来したりして，私の外来に受診する人は確かにいました。しかし，その患者は従来の薬物依存症患者とは異

なる特徴を持っていたのです。それは，患者の7割近くは，脱法ハーブに手を出すようになる以前に精神科受診の経験がある，ということでした。

　この一群の患者は，決して乱用するための睡眠薬や抗不安薬を入手しようとして，あるいは，のぞき見根性や冷やかしで精神科に受診したわけではありませんでした。むしろうつ状態や不安，不眠に悩み，「消えてしまいたい」「いなくなってしまいたい」という虚無感を抱え，「ひとまず精神科に行けばこうした問題が解決するかもしれない」という思いから精神科を訪れていたのです。しかし，精神科医は大して話を聞いてくれるわけではなく，処方された治療薬を飲んでも，つらさは一向に改善しませんでした。

　患者の多くは，そんなふうに失望を覚えている際に，友人から教えられて，あるいは，好奇心からインターネット経由で，いわゆる「脱法ハーブ」を試しに使用するという機会を得ていました。その結果，それまで悩んでいた，生きづらさが一時的に解消されるという体験をしたわけです。それで，「これさえあれば，自分も普通の生活ができる」と感じ，それ以後，生きるために脱法ハーブをくりかえし使うようになったのでした。

　もっとも，最終的には，薬物のメリットよりもデメリットが上回る状態に陥ったからこそ，薬物依存症治療の専門外来にたどり着いたわけですが。

　第二に，危険ドラッグに対する規制を強化するのに伴い，使用者本人の健康被害は深刻化し，社会安全も脅かされるようになってしまった，ということです。

　危険ドラッグ開発者は，国によって規制を加えられると，成分の化学構造を少しだけ改変するという脱法的な手法で，次々に新たな危険ドラッグ製品を開発し，社会に流通させてきました。しかし，その規制と脱法的改変の「イタチごっこ」が，かえって事態を深刻化させたのです。というの

も，新たに登場する薬物ほど深刻な健康被害を引き起こす危険なものへと変化していったからです。事実，規制強化に伴って，依存性専門病院に受診する患者の症状は，幻覚や妄想などといった生やさしいものではなく，けいれん発作や失神といった生命的危機につながりかねないものへと変化していきました。

　それだけではありません。危険ドラッグ使用によって救急搬送される患者の数は増え，その合併症はかつてよりも深刻なものとなり，死亡者も年々増加していったのです。さらにいえば，規制強化に伴って，危険ドラッグを使用したドライバーによる交通事故も増加し，当然ながら，危険運転の被害者も増えてしまいました。

　そして第三に，規制強化によって危険ドラッグ依存症を抱える人の医療アクセスが低下してしまったという点です。

　危険ドラッグは最終的に非常に恐ろしい作用を持つ，文字通りの「モンスタードラッグ」に成長してしまいましたが，それでも，規制強化するまえはたった1つだけよかった点がありました。それは，患者の医療アクセスが非常によかったというものです。

　たとえば覚せい剤依存症患者の多くは，はじめて覚せい剤を使ってから専門病院にたどり着くまでには早くて10年，なかには20年もの月日を経過しています。ところが，危険ドラッグ依存症患者の場合，多くは初使用から半年以内，なかには1カ月程度で受診してきていたのです。もちろん，そのくらい危険ドラッグが心身に激しい症状を引き起こす薬物であったことも関係していますが，覚せい剤依存症患者だって，決してその間，何も問題がなかったわけではありません。事実，何度も逮捕されて刑務所への服役を経験していますし，幻覚や妄想の影響で奇妙な行動をし，周囲に迷惑をかけていました。

　なぜ危険ドラッグ依存症患者は医療アクセスがよかったのでしょうか？

答えは明白です。それは，少なくとも規制強化以前の危険ドラッグは，覚せい剤のような違法薬物ではなく，病院でその薬物使用を正直に告白しても，警察に通報されて逮捕される危険性がなかったからです。

　早期に専門医療につながることには大きな治療上のメリットがあります。それは依存症からの回復がたやすいということです。覚せい剤依存症患者の多くは，その長きにわたる乱用の日々により，家族は崩壊し，恋人には愛想を尽かされ，仕事や友人を失い，度重なる逮捕によって社会で居場所を失っています。一方，危険ドラッグ依存症患者の多くは，家族も仕事も維持され，戻ることができる場所がありました。

　しかし，厳しい規制強化がなされた結果，2015 年以降，私の専門外来を訪れる新規の危険ドラッグ依存症患者は激減しました。もちろん，危険ドラッグが入手困難となって乱用者自体が減少したこともありますが，同時に，違法薬物となったことで医療アクセスが悪化し，地下に潜行してしまった面もあると推測しています。

　私たちの調査では，規制強化が集中して実施された 2012 年から 2014 年にかけて，危険ドラッグ関連の健康被害を呈して精神科に受診した患者のなかで，「自分の意志では薬物をやめることができない」という依存症の状態にある患者の割合は増加したことがわかっています。依存症の水準に達した患者は，いくら規制を強化して危険ドラッグを入手できなくしても，根本的な問題解決には至らなかったのでしょう。今度は覚せい剤や大麻といった別の違法薬物か，さもなければ，アルコールやベンゾジアゼピン系の睡眠薬・抗不安薬といった，「捕まらない薬物」に依存対象を切り替えたのだと考えられます（実際，2014 年以降，大麻取締法違反による検挙者数は激増しています）。

　そして，危険ドラッグ乱用の初期に治療につながった患者のなかには，いまだに私の専門外来に通院を続けている人が何人かいます。それは，薬物依存症の治療のためではありません。どの患者も，もう何年も危険ド

ラッグをやめていますが，危険ドラッグ使用以前から罹患していたうつ病や統合失調症，あるいは，発達障害や，虐待やいじめといったトラウマ体験による後遺症に対する治療が必要だからです。

　薬物問題は，単に規制を強化し，使用者に厳しい刑罰を科し辱めを与えることで社会から排除しても，根本的な解決とはなりません。それどころか，いたずらな規制強化は個人の健康被害を深刻化させ，かえって社会安全を脅かすことがあるのです。

　薬物対策というものは，本来，規制強化・取り締まりなどの「供給の低減（supply reduction）」だけでは不十分です。依存症の治療や回復支援といった「需要の低減（demand reduction）」も並行して行われなければ，効果は発揮されないのです。さらには，それでも薬物を手放せない人がいるという認識も必要です。その人たちの健康被害を少しでも低減する，「二次被害の低減（harm reduction）」のための対策が必要なのです。

　それから，もうひとつ忘れてはならないことがあります。それは，薬物依存症者が薬物に耽溺したのは，薬物の快感に魅了されたからではなく，それまでずっと悩んでいた心理的な苦痛や生きづらさが一時的に解消されたからかもしれない，という視点を持つことです。

　いずれも，これまでのわが国の対策に欠けていたものです。そのことを多くの人たちにこの漫画から知っていただきたいのです。

　最後に，本書の漫画の著者スチュアート・マクミラン氏について紹介しておきましょう。

　彼は，オーストラリアのキャンベラに在住する漫画家です。その表現者としてのあり方はいかにも現代的です。というのも，クラウドファンディングによって世界中の支援者から資金調達しつつ，科学，生態学，心理学，経済学といった領域にまたがる様々な社会問題をとりあげて，ノン

フィクション漫画を執筆し，インターネット上で発表する，という方法を採用しているからです。おそらくこの方式によって，多数派の意見に押し流されたり，商業主義や国家権力に屈したりすることなく，自由に真実を語ることができる立場が確保できるのだと思います。

　ともあれ，1985年生まれということなので，まだ30代半ばです。これからの活躍が期待される若手の社会派漫画家といえるでしょう。

　本書では，マクミラン氏の漫画のなかから *Rat Park* と *War on Drugs* という2つの作品をとりあげ，翻訳させていただきました。これらはいずれも薬物問題の本質をついたすばらしいノンフィクションであり，あるべき薬物対策を考えるうえで多くの示唆と啓発に富んだ内容となっています。私は，これらの漫画の存在を，共同監訳者である小原圭司先生に教えられて知りました。そして，一読してただちに，「これは日本の多くの人に読んでもらいたい作品だ」と確信し，さっそく星和書店に相談した結果，刊行の運びとなった次第です。

　多くの人たちに，この2つの漫画を読んでいただき，わが国の薬物対策のあるべき方向について考えていただく機会となればと願っています。

監訳者を代表して

松本俊彦

目　次

はじめに　……………………………………………………………………… 松本俊彦　iii

●漫画●

Rat Park（ラットパーク：ネズミの楽園）　…………… スチュアート・マクミラン　1

●漫画●

War on Drugs（薬物戦争）　………………………… スチュアート・マクミラン　41

●解説1●

薬物依存症は孤立の病──安心して「やめられない」と言える社会を目指して──

　………………………………………………………………… 松本俊彦　69

　はじめに──学校で教えられてきた「嘘」／
　「ラットパーク」が意味するもの／「薬物戦争」を乗り越えて／
　わが国における薬物対策の現状と課題

●解説2●

ギャンブル依存症は回復できる──依存症神話の打破を目指して──

　………………………………………………………………… 小原圭司　87

　はじめに／ギャンブル依存症とは／
　ギャンブル依存症の日本における現状／ギャンブル依存症の経過／
　ギャンブル依存症の発症のメカニズム／
　ギャンブル依存症を予防するには／ギャンブル依存症からの回復／
　依存症神話の打破に向けて

おわりに　……………………………………………………………………… 小原圭司　103

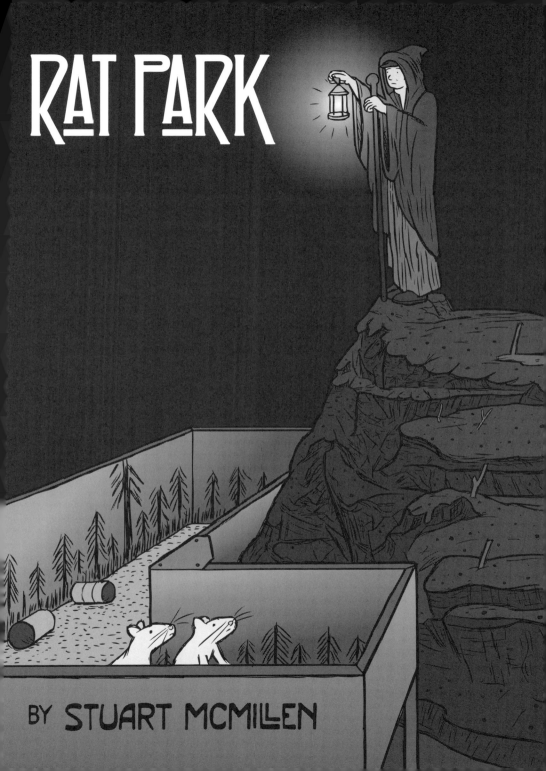

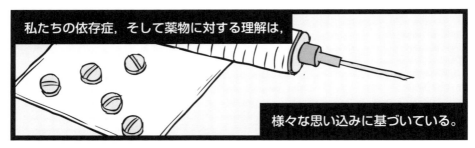
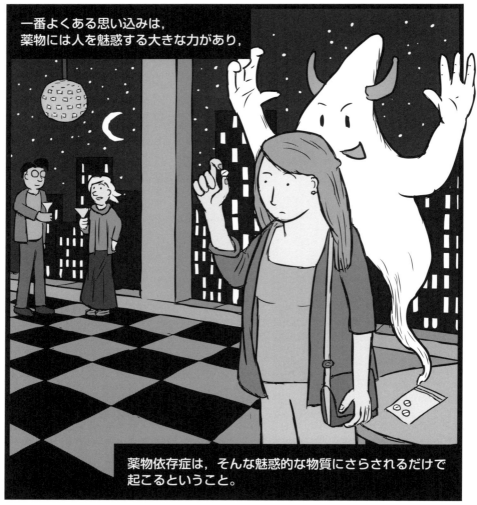

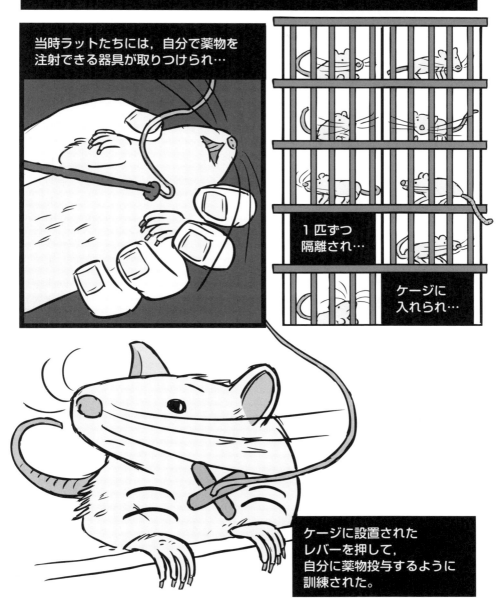

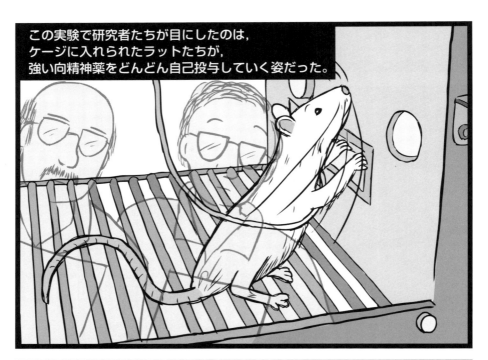

この実験で研究者たちが目にしたのは，ケージに入れられたラットたちが，強い向精神薬をどんどん自己投与していく姿だった。

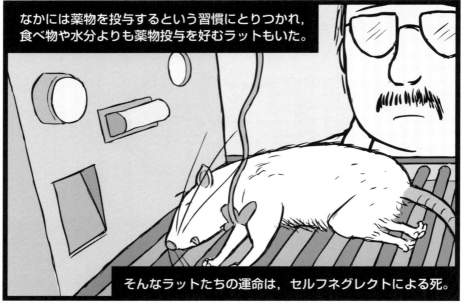

なかには薬物を投与するという習慣にとりつかれ，食べ物や水分よりも薬物投与を好むラットもいた。

そんなラットたちの運命は，セルフネグレクトによる死。

薬物の影響の観察結果は、希望など見えぬ、気がかりなものばかりだった。

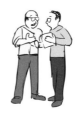

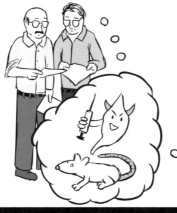

どうやら薬物には、自己管理能力を破壊するパワーがあるようで…

もしも研究に使われたラットのように、人間が薬物を好き放題に入手して使用できる状況だったら…

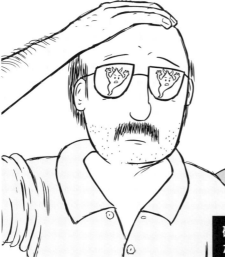

確実に集団薬物依存症や社会的な危機が起こるだろうと考えられた。

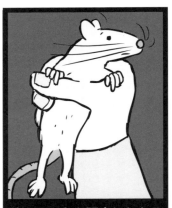

彼は**ラット**を研究したところで、どれだけ人間の依存症にも応用できる洞察ができるのだろうかと悩んでいた。

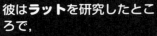

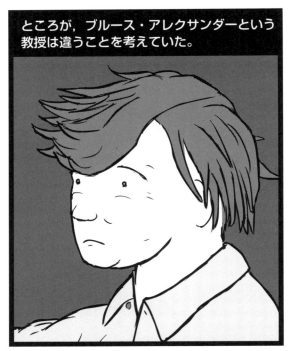

ところが、ブルース・アレクサンダーという教授は違うことを考えていた。

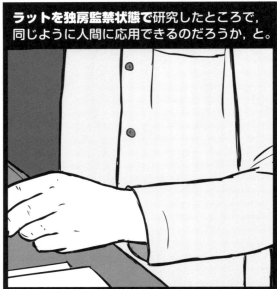

ラットを独房監禁状態で研究したところで、同じように人間に応用できるのだろうか、と。

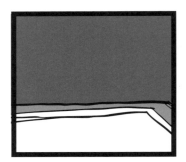

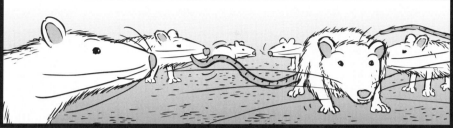

研究用の白ネズミは，ドブネズミを先祖に持つ。
その特性は，強い好奇心と社交性…

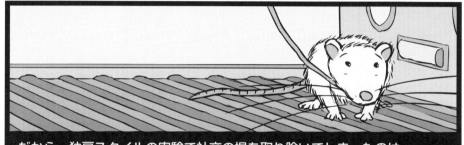

だから，独房スタイルの実験で社交の場を取り除いてしまったのは，
生き地獄に近い状態だったのでは？

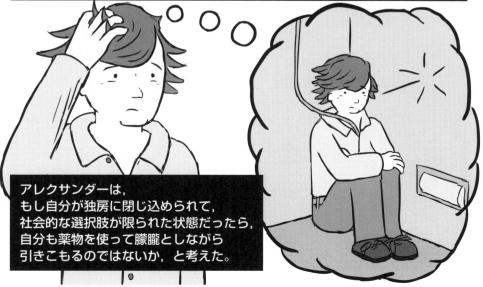

アレクサンダーは，
もし自分が独房に閉じ込められて，
社会的な選択肢が限られた状態だったら，
自分も薬物を使って朦朧としながら
引きこもるのではないか，と考えた。

Rat Park

そこで1977年，アレクサンダーはサイモン・フレーザー大学所属の研究者たちを集めて，研究チームを結成した。

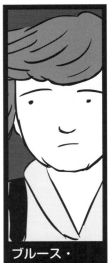
ブルース・アレクサンダー

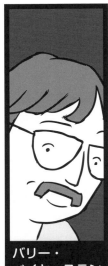
バリー・ベイヤーステン

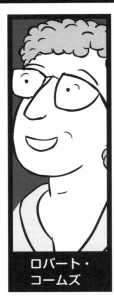
ロバート・コームズ

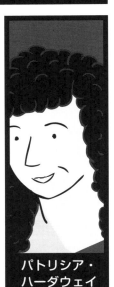
パトリシア・ハーダウェイ

彼らは，独房監禁スタイルの以前の研究をもう一度行うことにしたのだが…

今回の実験には大きな違いがいくつかあった。

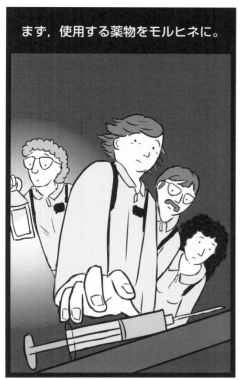
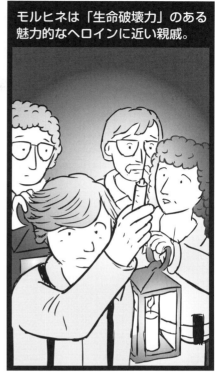
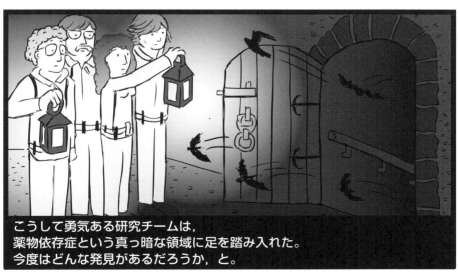

Rat Park 9

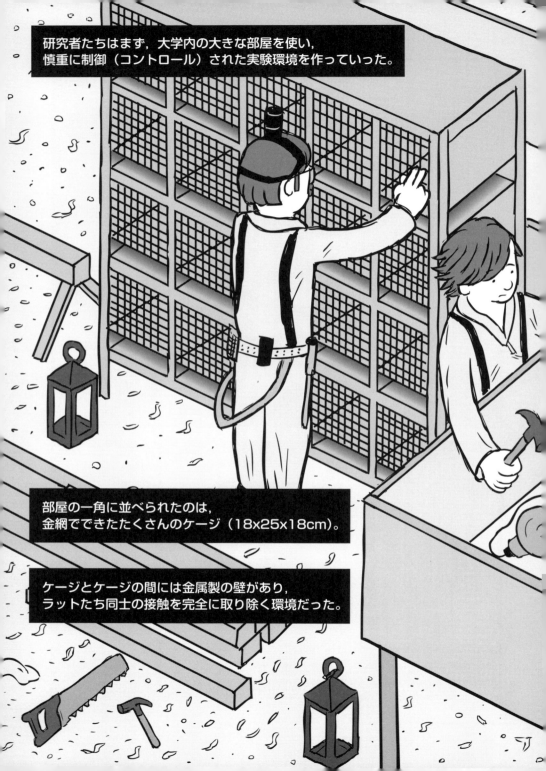

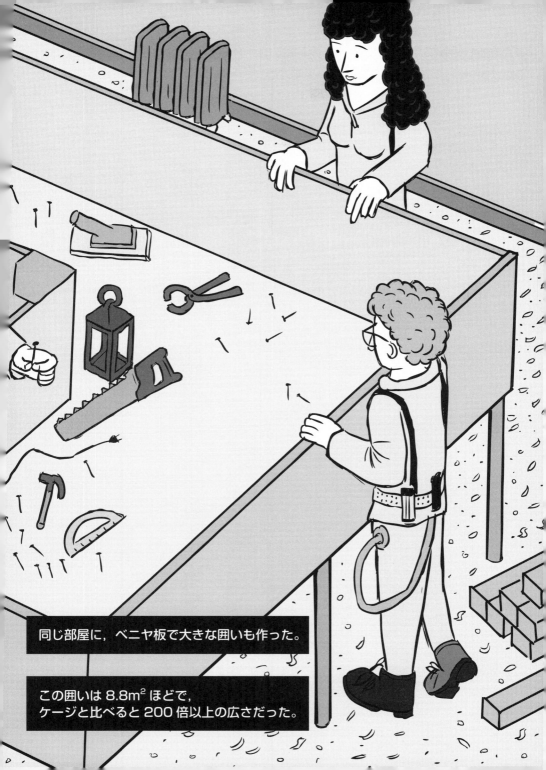

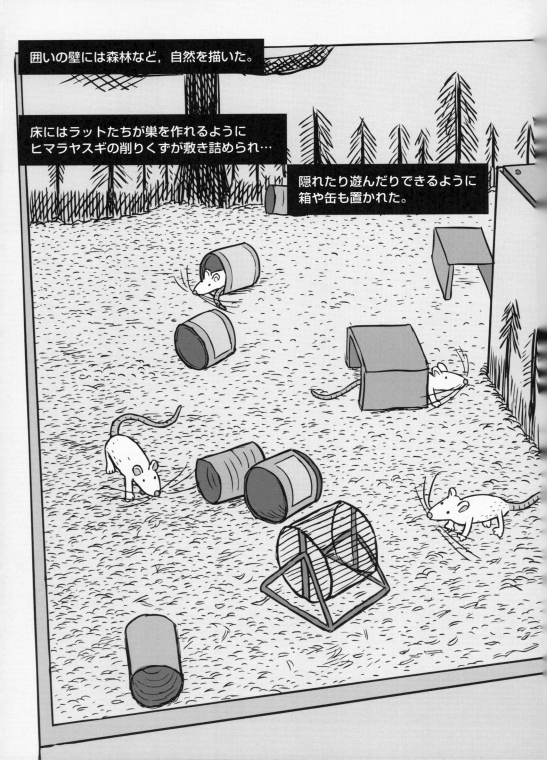

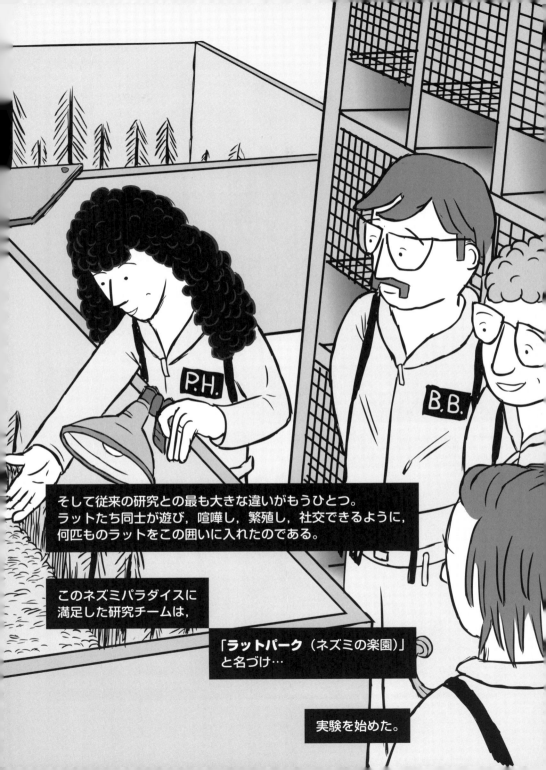

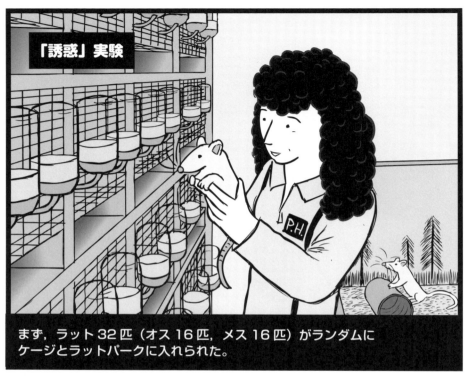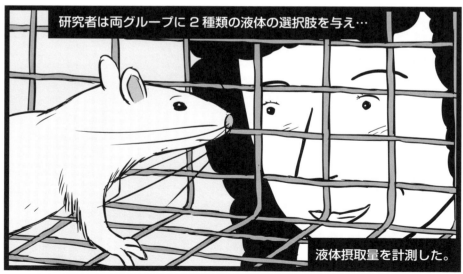

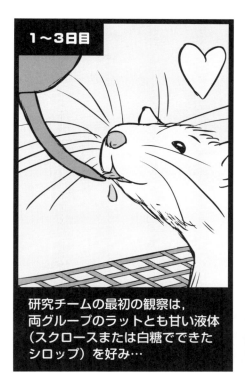

1〜3日目

研究チームの最初の観察は，両グループのラットとも甘い液体（スクロースまたは白糖でできたシロップ）を好み…

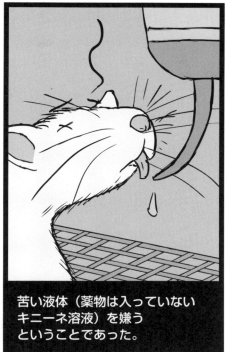

苦い液体（薬物は入っていないキニーネ溶液）を嫌うということであった。

そこで研究者たちは，ラットの味覚を知るために，薬物の入っていないキニーネ溶液をどれほど甘くすればネズミたちが飲んでくれるのか，実験した。

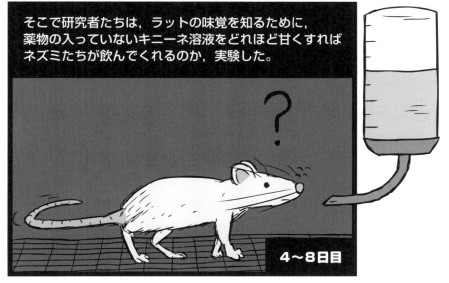

4〜8日目

Rat Park

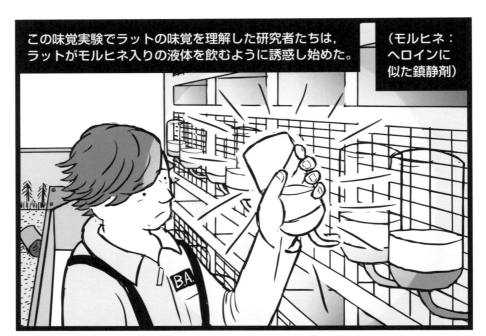

この味覚実験でラットの味覚を理解した研究者たちは、ラットがモルヒネ入りの液体を飲むように誘惑し始めた。

（モルヒネ：ヘロインに似た鎮静剤）

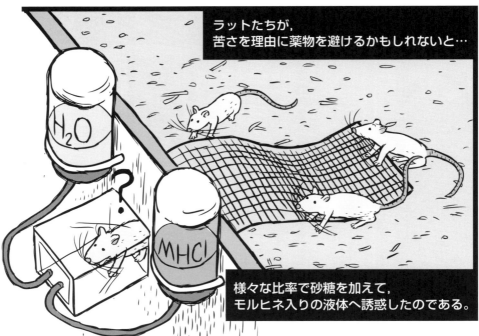

ラットたちが、苦さを理由に薬物を避けるかもしれないと…

様々な比率で砂糖を加えて、モルヒネ入りの液体へ誘惑したのである。

研究者たちは5日ごとに液体を「ステップダウン」した。
つまり，徐々に甘さを足し，モルヒネの濃度を下げていったのである。

モルヒネ入りの砂糖水

アレクサンダー率いる研究チームは，モルヒネの効果欲しさに，ラットたちがどれほどの苦さに耐えるのかを観察した。

2つのまったく異なる環境におかれたラットたちの間に，薬物摂取のスピードの違いがみられるのだろうか？
という疑問を解くために。

Rat Park

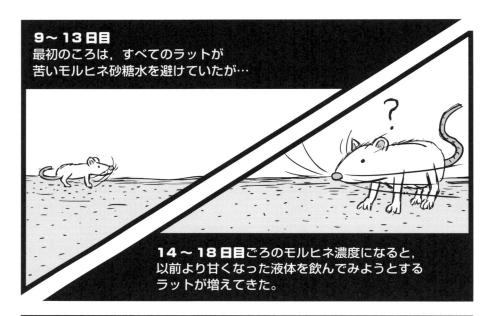

9〜13日目
最初のころは，すべてのラットが苦いモルヒネ砂糖水を避けていたが…

14〜18日目ごろのモルヒネ濃度になると，以前より甘くなった液体を飲んでみようとするラットが増えてきた。

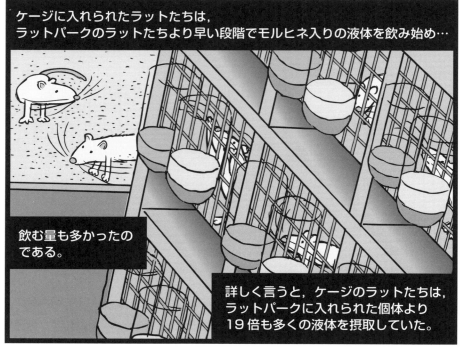

ケージに入れられたラットたちは，ラットパークのラットたちより早い段階でモルヒネ入りの液体を飲み始め…

飲む量も多かったのである。

詳しく言うと，ケージのラットたちは，ラットパークに入れられた個体より19倍も多くの液体を摂取していた。

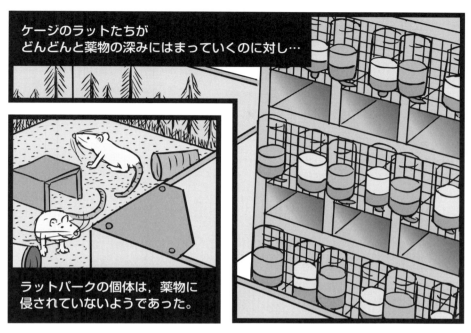
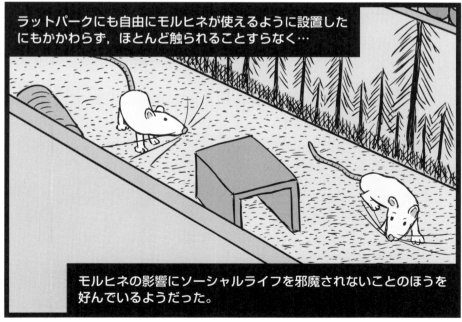

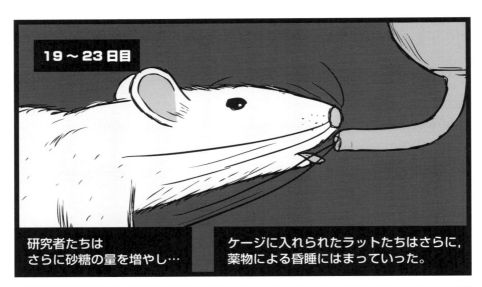

19〜23日目

研究者たちは
さらに砂糖の量を増やし…

ケージに入れられたラットたちはさらに,
薬物による昏睡にはまっていった。

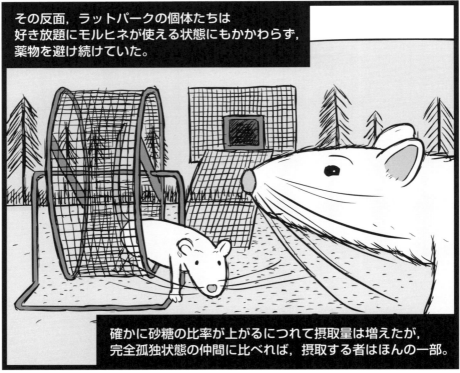

その反面,ラットパークの個体たちは
好き放題にモルヒネが使える状態にもかかわらず,
薬物を避け続けていた。

確かに砂糖の比率が上がるにつれて摂取量は増えたが,
完全孤独状態の仲間に比べれば,摂取する者はほんの一部。

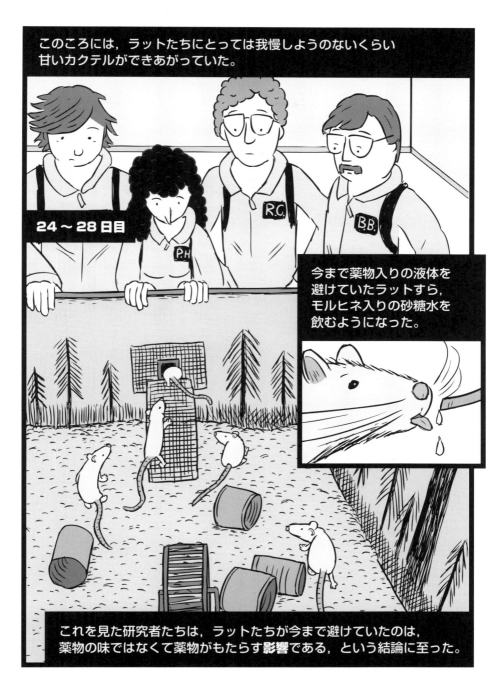

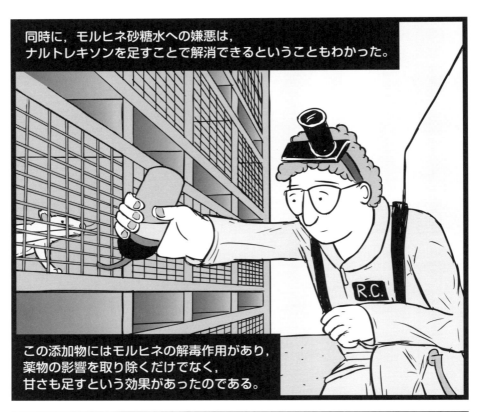

同時に，モルヒネ砂糖水への嫌悪は，ナルトレキソンを足すことで解消できるということもわかった。

この添加物にはモルヒネの解毒作用があり，薬物の影響を取り除くだけでなく，甘さも足すという効果があったのである。

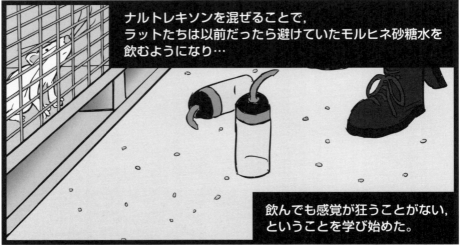

ナルトレキソンを混ぜることで，ラットたちは以前だったら避けていたモルヒネ砂糖水を飲むようになり…

飲んでも感覚が狂うことがない，ということを学び始めた。

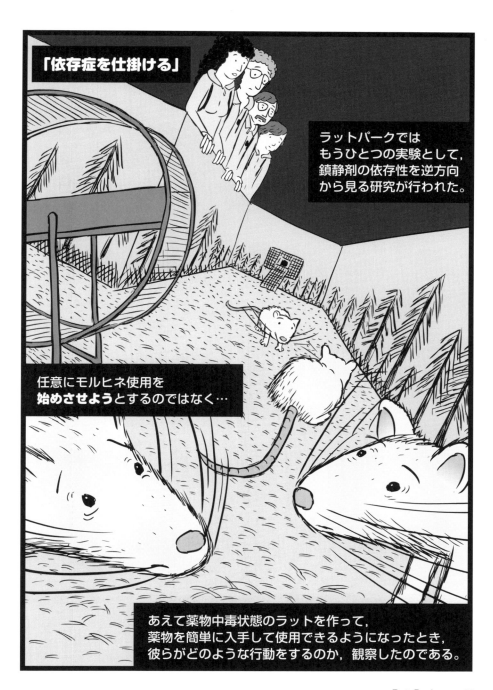

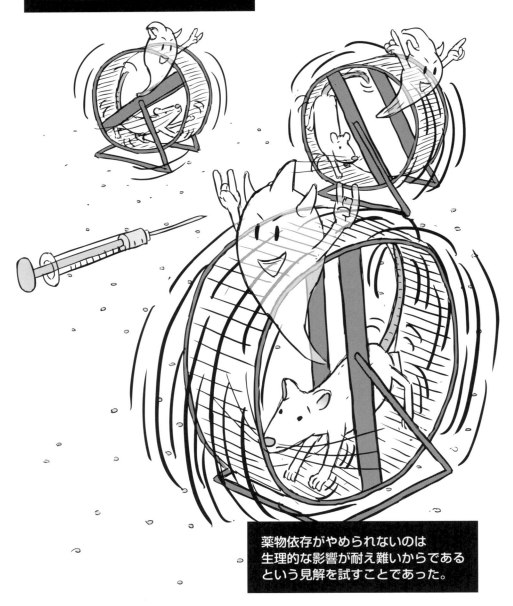

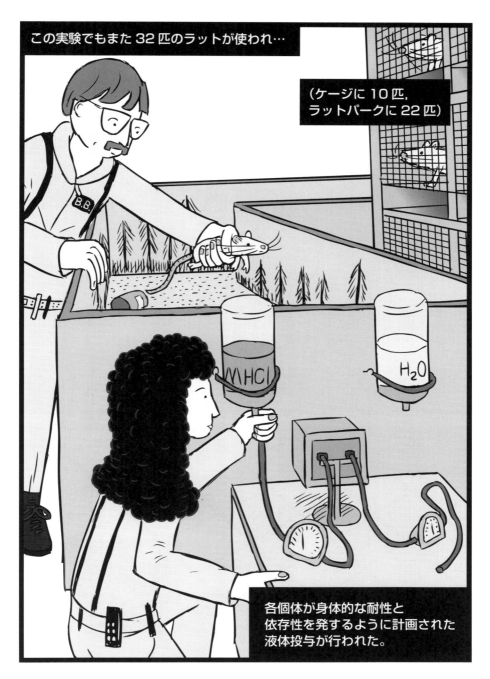

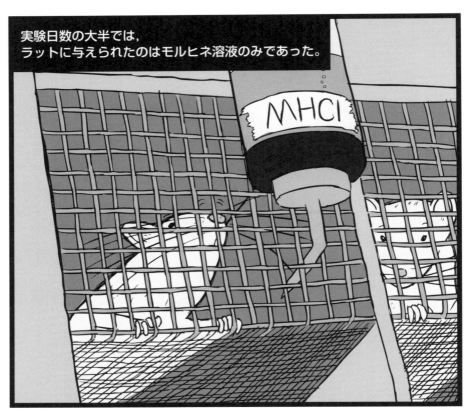

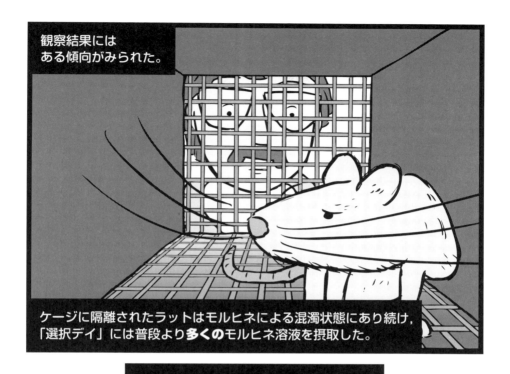

観察結果には
ある傾向がみられた。

ケージに隔離されたラットはモルヒネによる混濁状態にあり続け，「選択デイ」には普段より**多くの**モルヒネ溶液を摂取した。

ところがラットパークでの話は違った。

ラットパークの個体たちも身体的にはモルヒネ依存症状態なのだが，「選択デイ」には薬物使用を**減らしていた**のである。

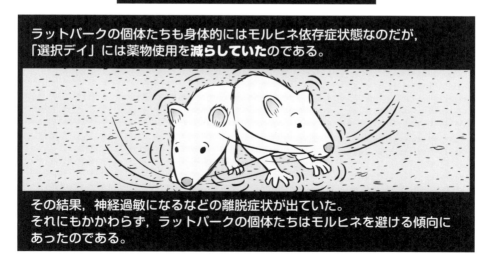

その結果，神経過敏になるなどの離脱症状が出ていた。
それにもかかわらず，ラットパークの個体たちはモルヒネを避ける傾向にあったのである。

Rat Park

両グループとも身体的にはモルヒネに依存している状態にあるはずなのに，違う行動に出たのである。

アレクサンダー率いるチームには，ラットパークの個体たちがモルヒネ離脱症状を耐え抜こうとしているように考えられた。

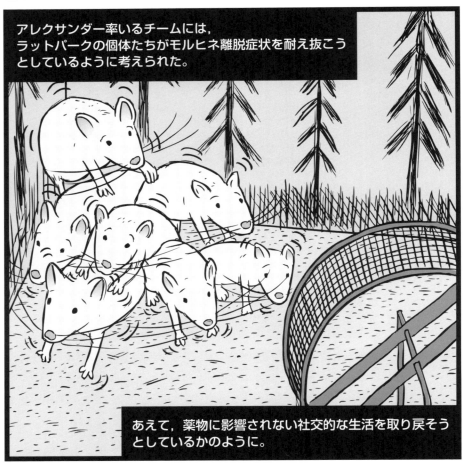

あえて，薬物に影響されない社交的な生活を取り戻そうとしているかのように。

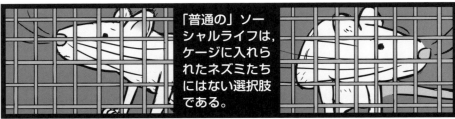

「普通の」ソーシャルライフは，ケージに入れられたネズミたちにはない選択肢である。

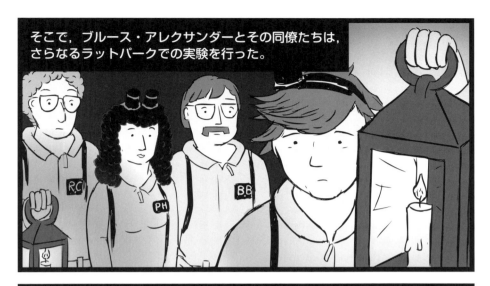

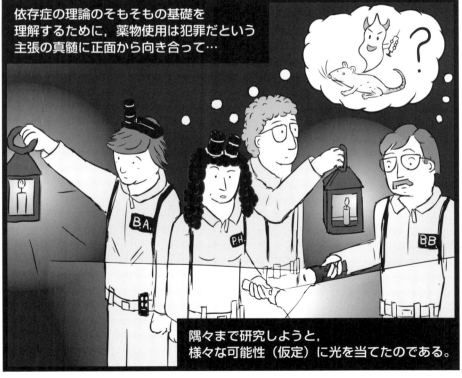

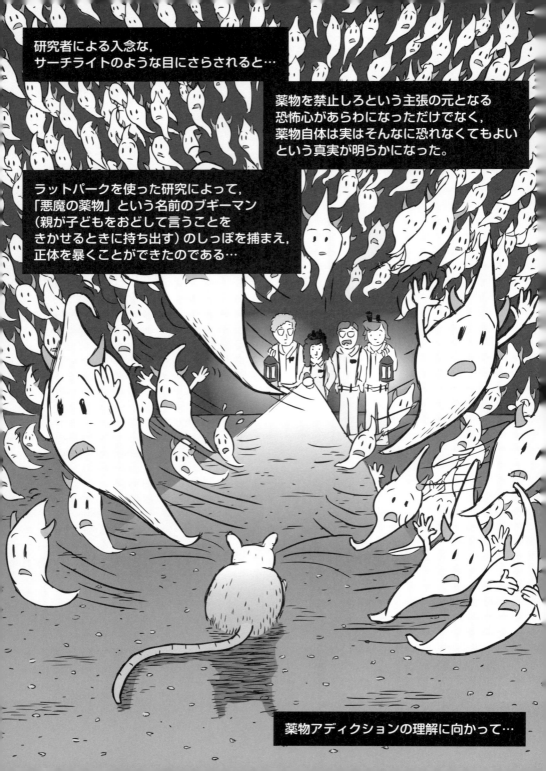

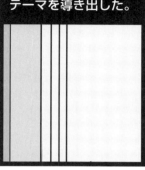

アレクサンダー教授は，ラットパークでの研究から，3つの共通したテーマを導き出した。

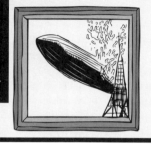

1. ヘロインは依存性の高い「悪魔の薬物だ」と言われているにもかかわらず…

ラットたちにヘロインの親戚であるモルヒネを使わせるには，研究者たちが相当な誘惑をしなければならなかった。

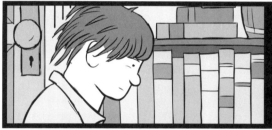

モルヒネは魅力的で使わずにはいられない毒どころではなく…

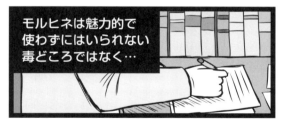

砂糖を使ったり，強制的にモルヒネ使用を習慣づけ，隔離までしてやっと，ラットたちにモルヒネ飲料を飲みたいという欲が根づいたのである。

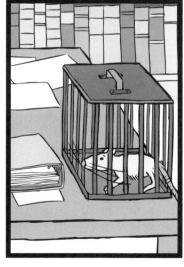

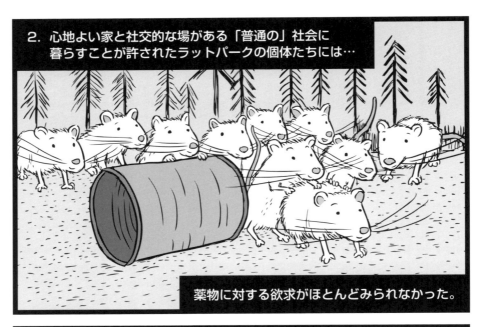

2. 心地よい家と社交的な場がある「普通の」社会に暮らすことが許されたラットパークの個体たちには…

薬物に対する欲求がほとんどみられなかった。

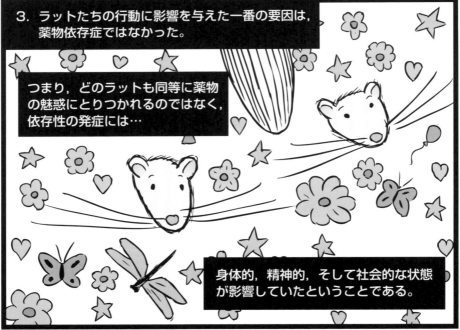

3. ラットたちの行動に影響を与えた一番の要因は，薬物依存症ではなかった。

つまり，どのラットも同等に薬物の魅惑にとりつかれるのではなく，依存性の発症には…

身体的，精神的，そして社会的な状態が影響していたということである。

1982年に研究資金配付がキャンセルされてしまい…

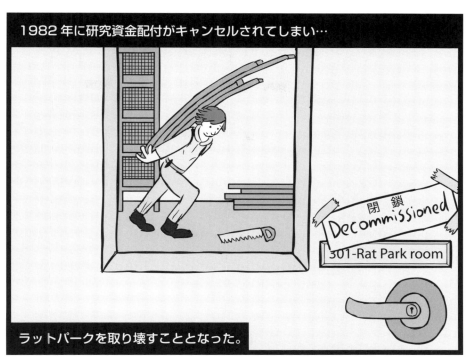

ラットパークを取り壊すこととなった。

今までラットパークという楽園に暮らしていた個体たちも手放さざるを得なくなり…

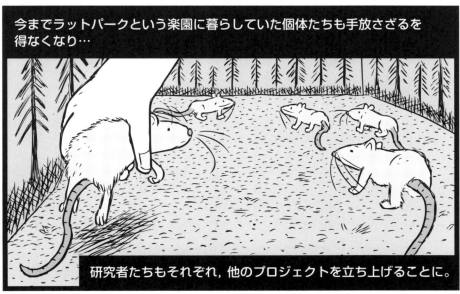

研究者たちもそれぞれ，他のプロジェクトを立ち上げることに。

Rat Park

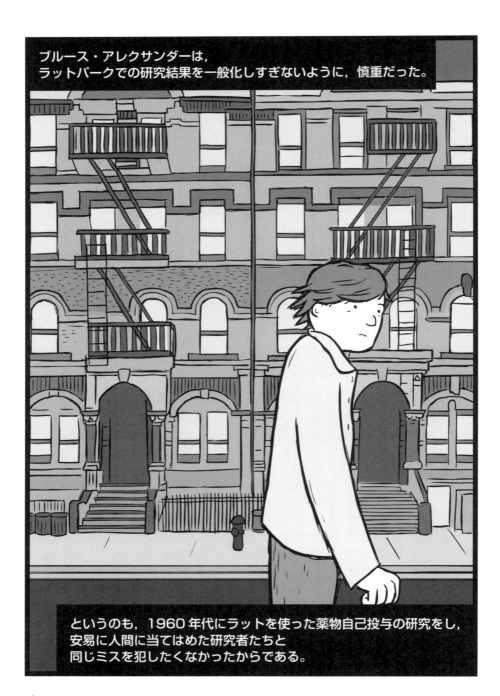

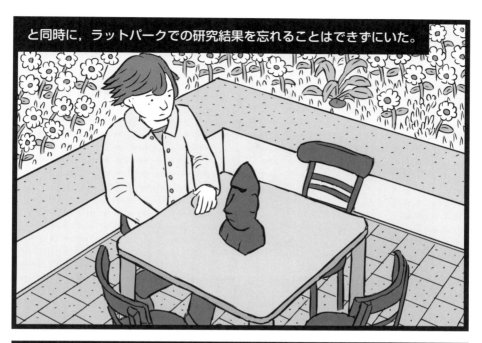

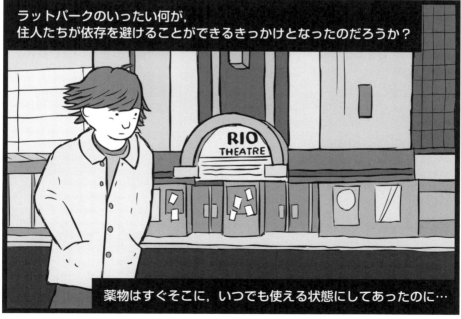

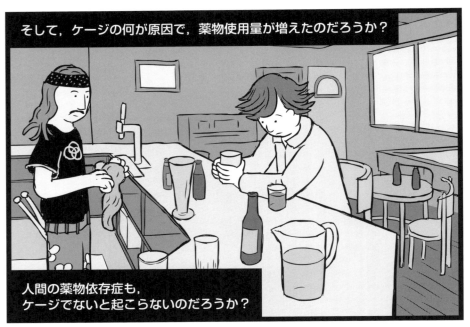

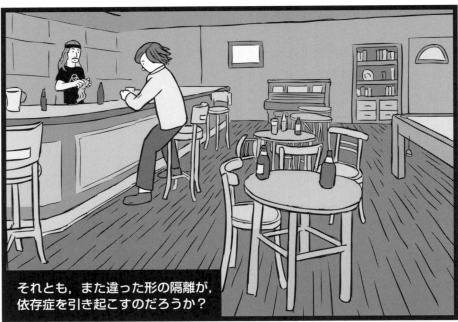

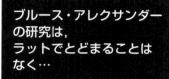
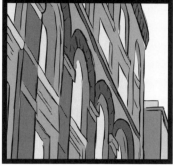
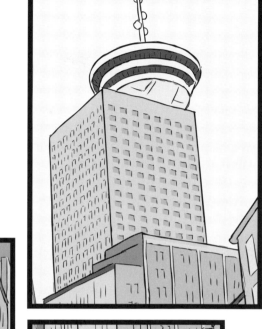
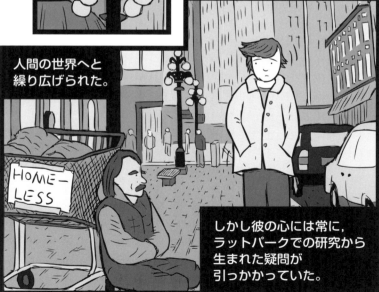

Rat Park

依存する・しないの違いは,
人それぞれの世界観だとしたら？

自分が住んでいる世界をラットパークのような,
過ごしやすい場所と捉えるか…

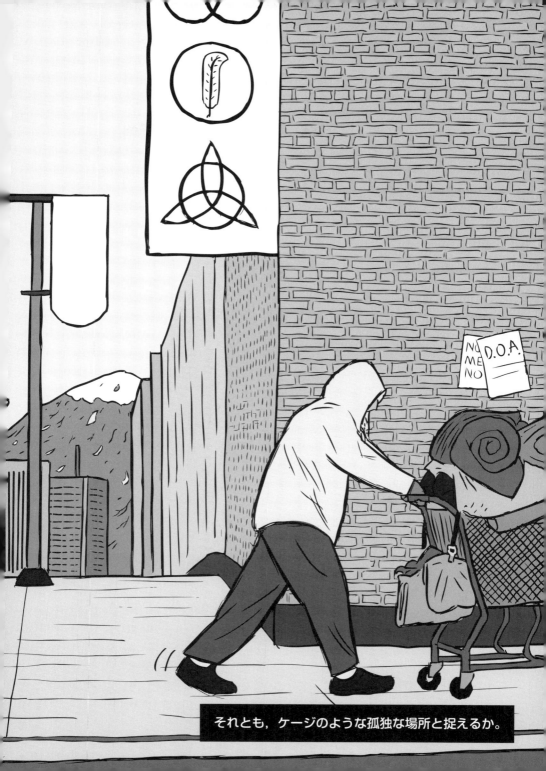

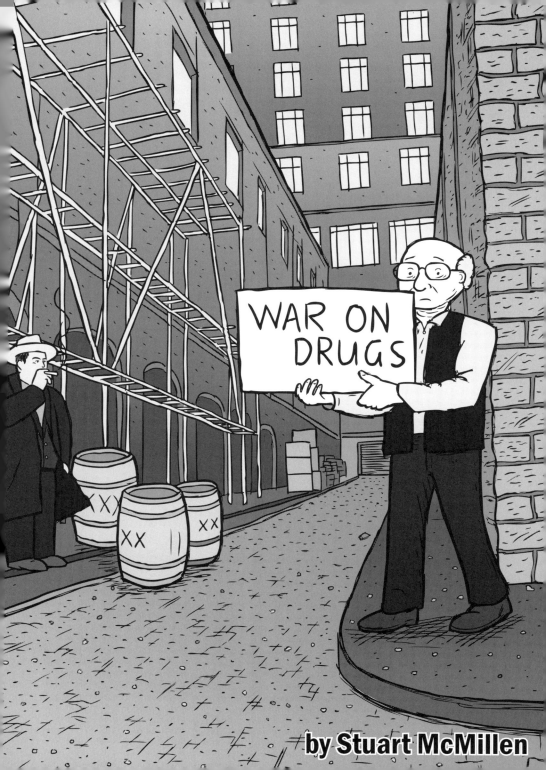

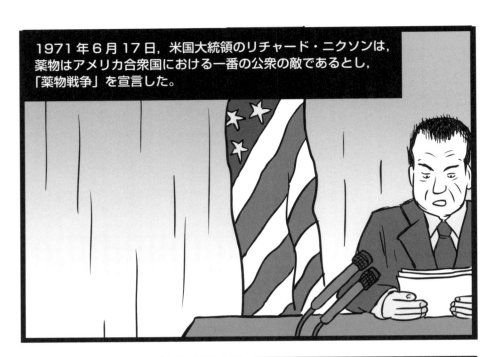

1971年6月17日，米国大統領のリチャード・ニクソンは，薬物はアメリカ合衆国における一番の公衆の敵であるとし，「薬物戦争」を宣言した。

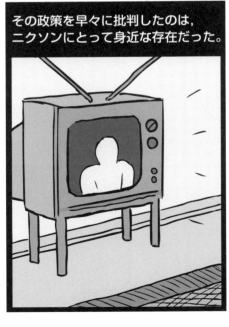

その政策を早々に批判したのは，ニクソンにとって身近な存在だった。

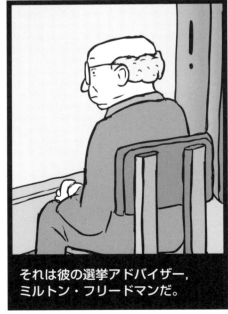

それは彼の選挙アドバイザー，ミルトン・フリードマンだ。

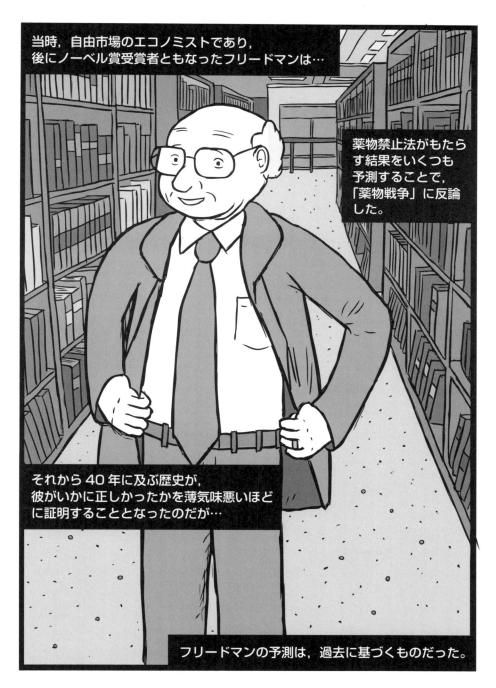

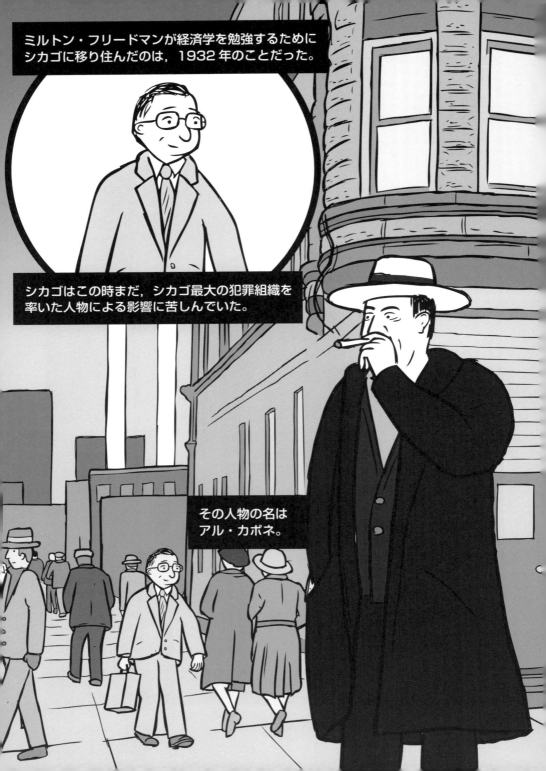

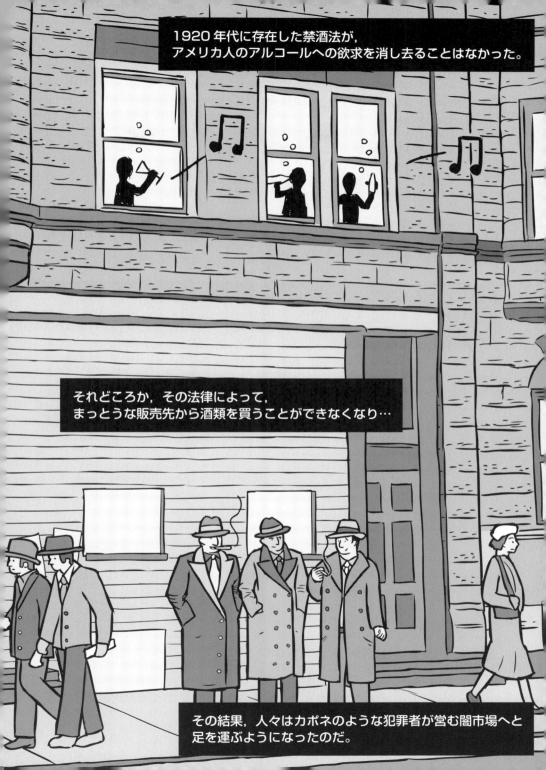

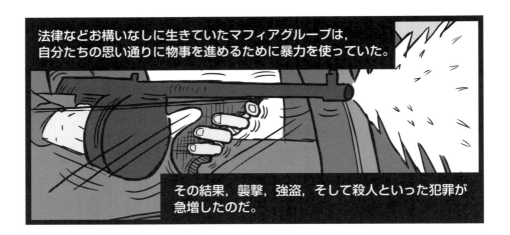

法律などお構いなしに生きていたマフィアグループは，自分たちの思い通りに物事を進めるために暴力を使っていた。

その結果，襲撃，強盗，そして殺人といった犯罪が急増したのだ。

アルコールが違法となってからは，品質管理法が製造禁止法に置き換えられ…

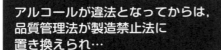

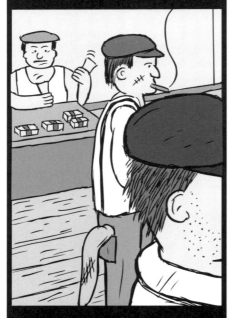

飲酒者は品質が怪しい製造者のところに行くしかなく…

ビールやワインといったアルコール度数が低い飲み物よりも

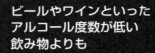

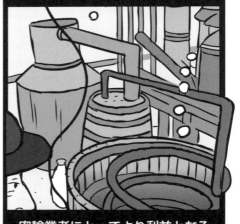

密輸業者にとってより利益となる，より濃度が高くて強い蒸留酒を飲むようになっていった。
(樽ごと密輸しないと飲む人が満たされない弱いアルコールよりも，強いお酒はちょっとでも皆が酔っぱらうので，密輸量が少なく済むから，より利益になる)

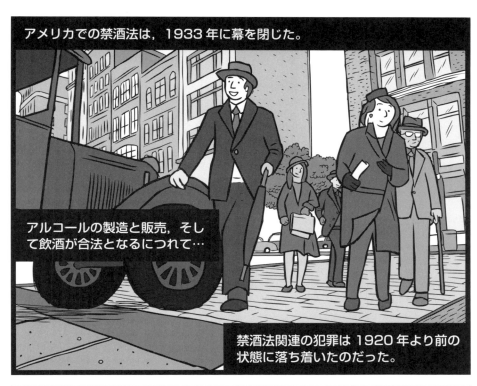
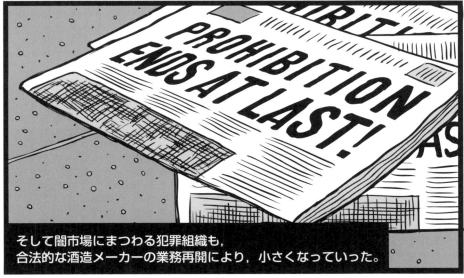

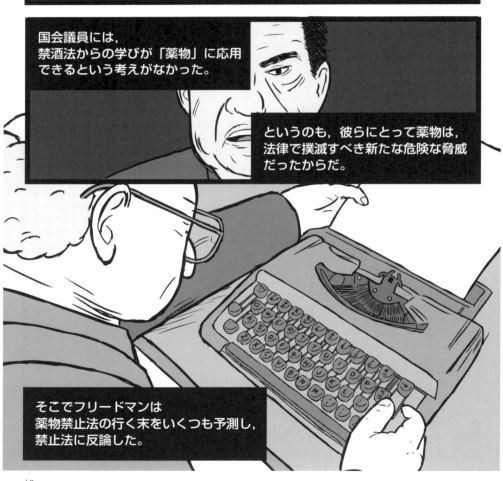

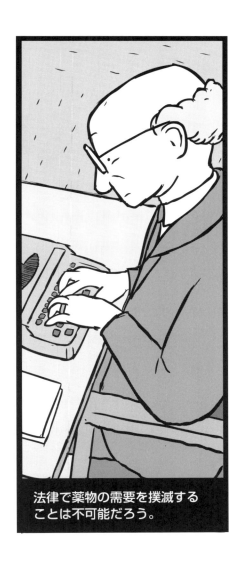

法律で薬物の需要を撲滅することは不可能だろう。

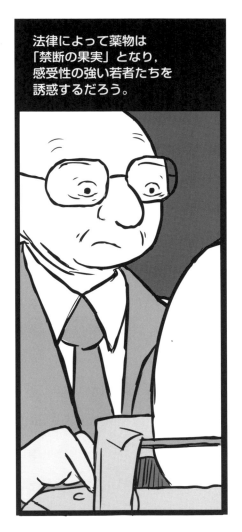

法律によって薬物は「禁断の果実」となり，感受性の強い若者たちを誘惑するだろう。

War on Drugs

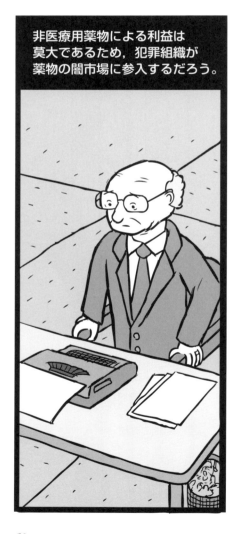

非医療用薬物による利益は莫大であるため，犯罪組織が薬物の闇市場に参入するだろう。

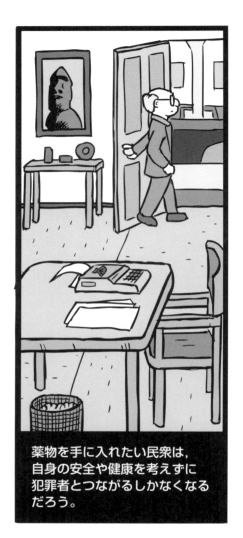

薬物を手に入れたい民衆は，自身の安全や健康を考えずに犯罪者とつながるしかなくなるだろう。

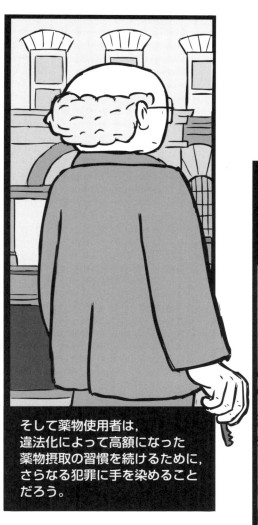

そして薬物使用者は, 違法化によって高額になった薬物摂取の習慣を続けるために, さらなる犯罪に手を染めることだろう。

薬物を購入する人たちにとっての"権力者"であるディーラーたちは, 値段, 質そしてマーケティング戦術において, 好き放題をするだろう。

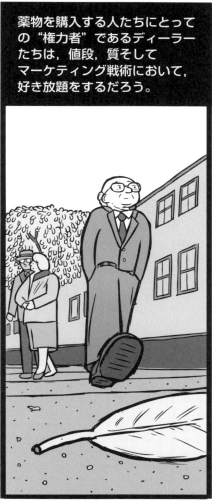

War on Drugs 51

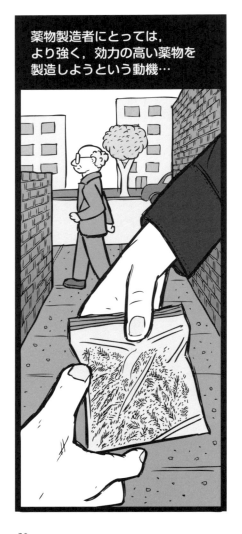

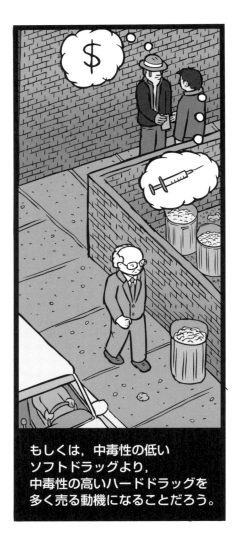

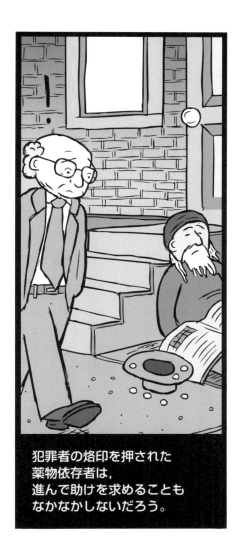

犯罪者の烙印を押された
薬物依存者は,
進んで助けを求めることも
なかなかしないだろう。

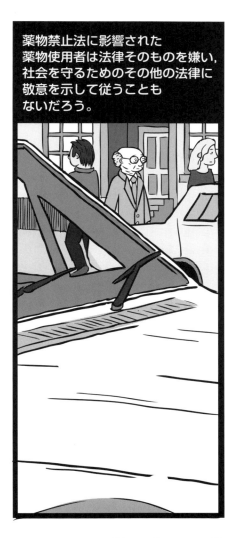

薬物禁止法に影響された
薬物使用者は法律そのものを嫌い,
社会を守るためのその他の法律に
敬意を示して従うことも
ないだろう。

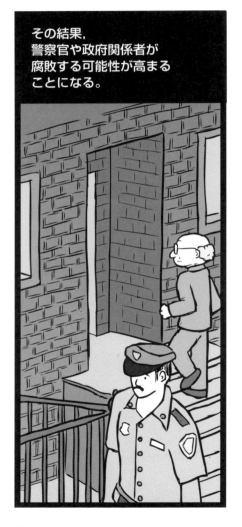

その結果，警察官や政府関係者が腐敗する可能性が高まることになる。

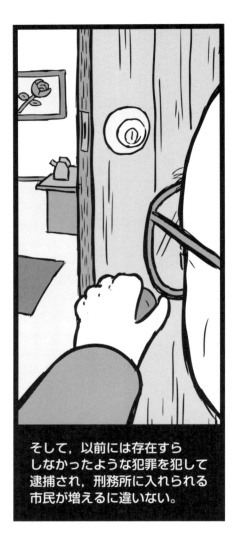

そして，以前には存在すらしなかったような犯罪を犯して逮捕され，刑務所に入れられる市民が増えるに違いない。

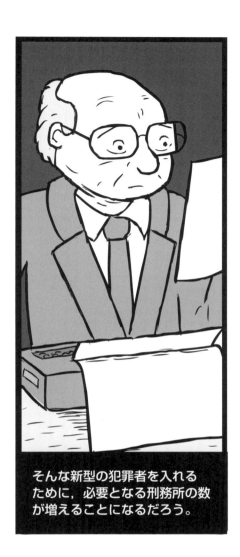

そんな新型の犯罪者を入れるために, 必要となる刑務所の数が増えることになるだろう。

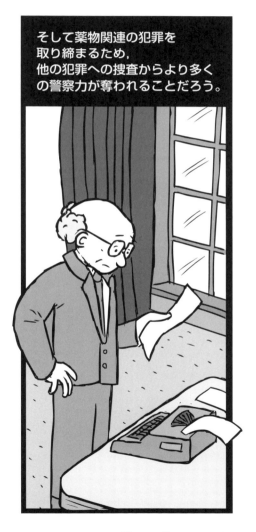

そして薬物関連の犯罪を取り締まるため, 他の犯罪への捜査からより多くの警察力が奪われることだろう。

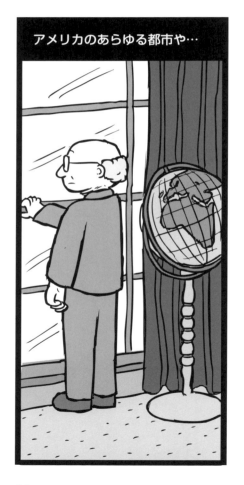

アメリカのあらゆる都市や…

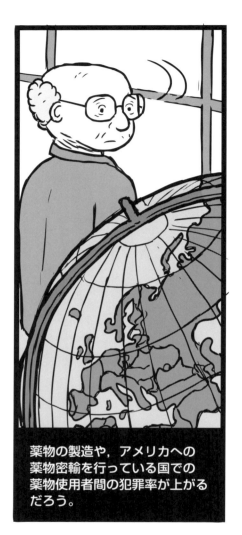

薬物の製造や，アメリカへの薬物密輸を行っている国での薬物使用者間の犯罪率が上がるだろう。

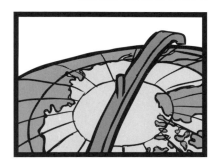
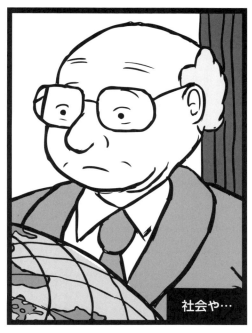
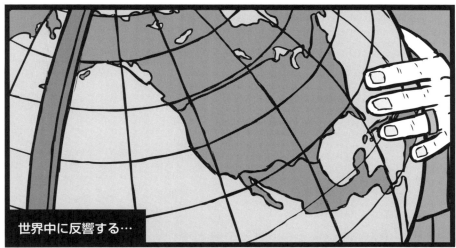
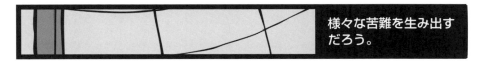

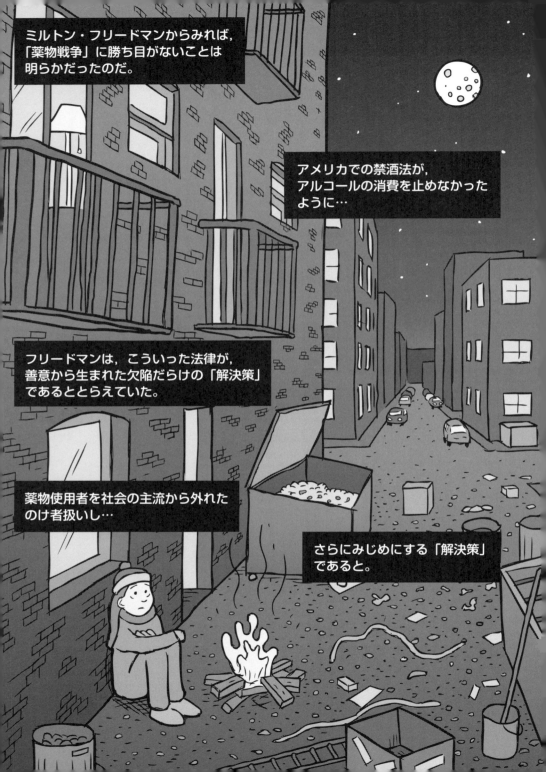

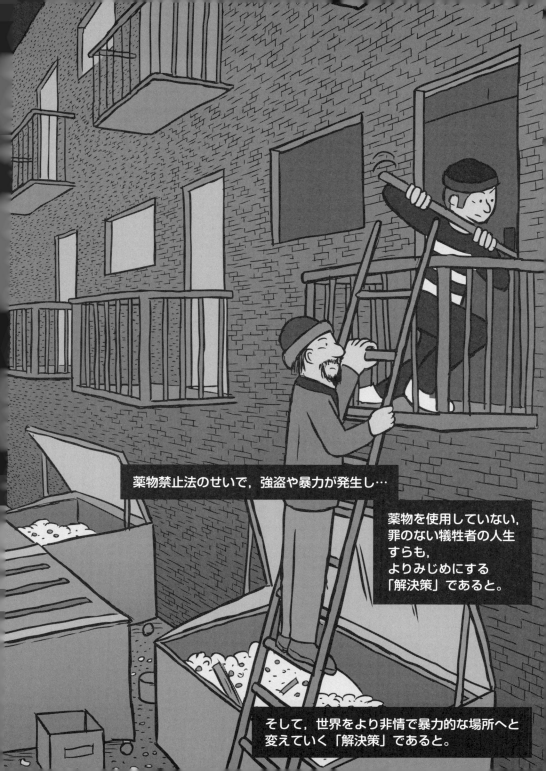

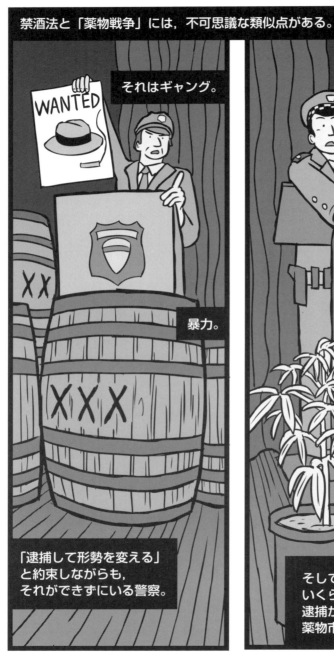
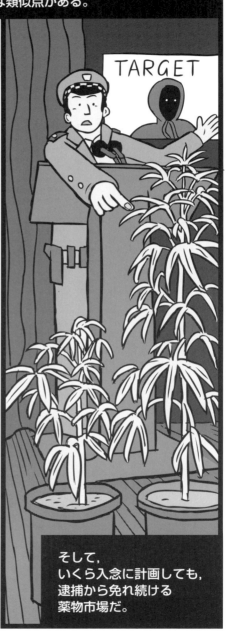

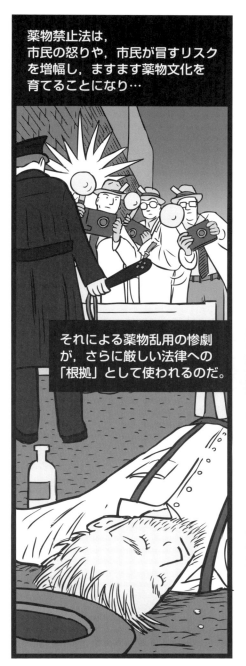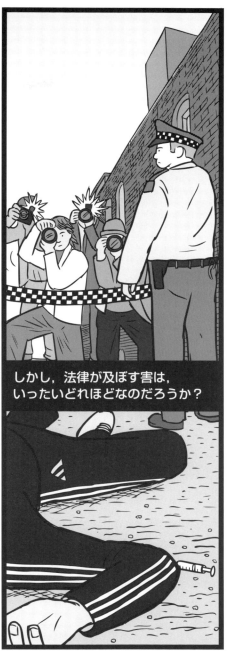

権力者たちは法律の欠点を認識するのではなく…

禁止法に対する疑念にばかり目を配り…

その疑念を，なぜ人々が薬物を使用すべきではないのか，という議論に持ち込んでいる。

「薬物はギャングが売っている」

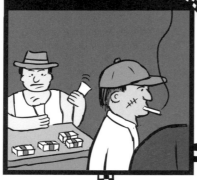

「汚い地下で調合されている」

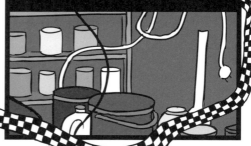

「薬物を**買う**とき，実際にその薬物に何が入っているのかをわからずに買っている」

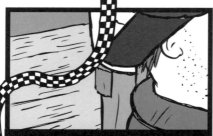

「だから，実際にどれくらい，何を**摂取**しているのかもわからない」

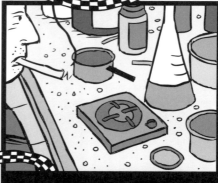

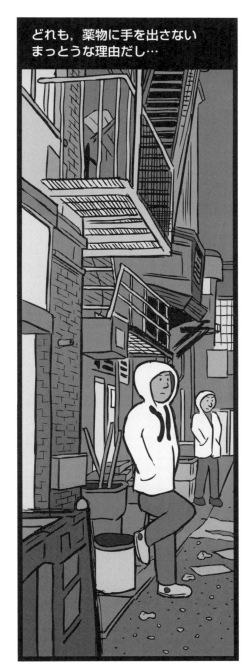
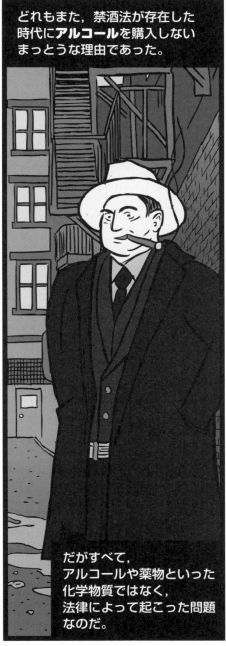

どれもまた，禁酒法が存在した時代に**アルコール**を購入しないまっとうな理由であった。

どれも，薬物に手を出さないまっとうな理由だし…

だがすべて，アルコールや薬物といった化学物質ではなく，法律によって起こった問題なのだ。

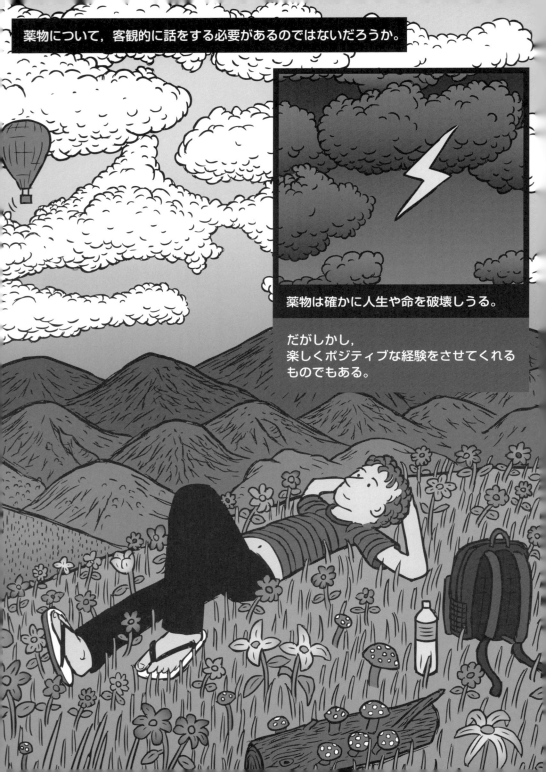

どちらも真実だ。

にもかかわらず，
公の場ではネガティブなことしか
議論されていない。

つまり，薬物に対して OK とされる，
一般市民の態度の「許容範囲」が，
タブーによって抑圧されているのだ。

我々には，勇気をもって合理的に議論するべきことがたくさんある。

「薬物戦争」が始まって 40 年以上が経った今，

我々の多くが，薬物が合法であった時代を知らない。

だから薬物にまつわる問題を

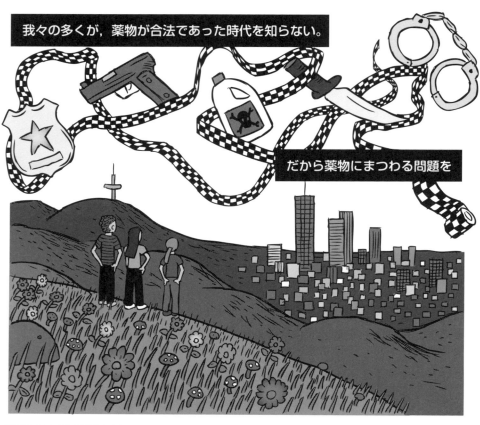

薬物から切り離して考えることが難しいと感じるのだ。

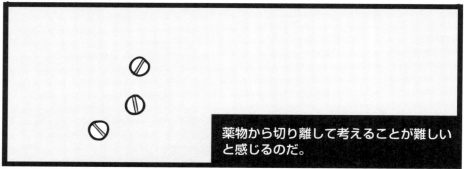

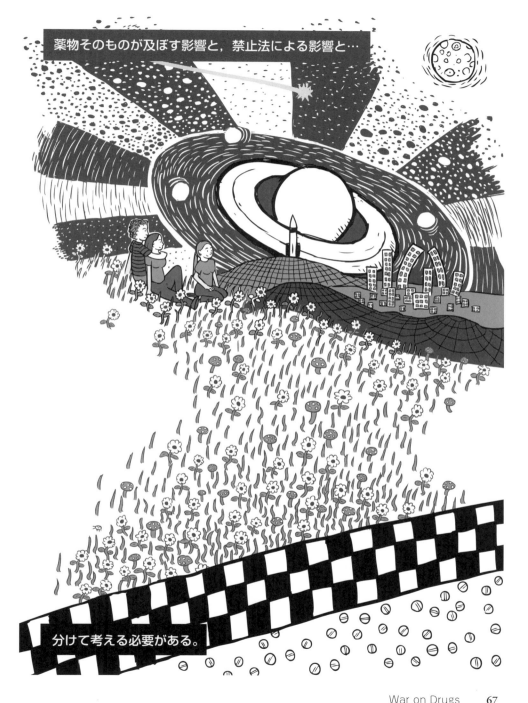

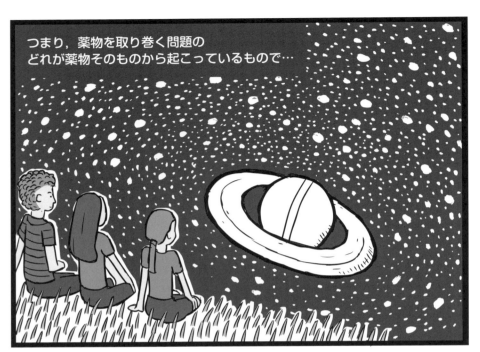

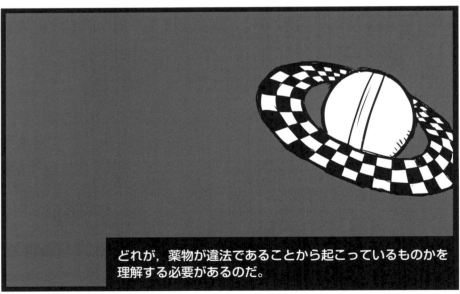

解説 ①

薬物依存症は孤立の病
──安心して「やめられない」と言える社会を目指して──

松本俊彦
国立精神・神経医療研究センター精神保健研究所

はじめに──学校で教えられてきた「嘘」

　中学校・高校の薬物乱用防止教室では，「薬物の怖さ」を子どもたちに
伝えるためにしばしば残酷な実験が紹介されます。それは，ネズミを檻の
中に閉じ込め，檻の中のレバーを押すとネズミの血管に直接薬物が注入さ
れる仕掛けをセットし，好きなだけ薬物を使える環境におくと，日がな一
日薬物を使い続け，ついには死んでしまう，というものです。そして，次
のような解説のナレーションが入るわけです。

　「1回でも薬物を経験すると，薬物の快感が脳に刻印づけされ，脳がハ
イジャックされてしまいます。その結果，自分の健康や命を守る本能が働
かなくなります」

　この実験は，薬物依存症の怖さを説明するものとして頻用されてきまし
たが，いささか奇妙なところがあります。というのも，ネズミに注入され
る薬物は，なにも覚せい剤やヘロインといった強力な薬物ではなく，社会
的に許容された薬物であるアルコール（エチルアルコールは中枢神経抑制
作用を持つ，立派な依存性薬物です！）を用いても，同じように死ぬまで

解説 1　　**69**

使い続けてしまうからです。

　これはさすがにおかしいと思いませんか？　人間に置き換えて考えてみてください。長い休暇をとって南の島に出かけた人——仕事を忘れて好きなだけアルコールを飲むことができる環境です——は，誰もがみんな死ぬまで飲酒しつづけるでしょうか？

　まさか，そんなことはめったにありません。いくら休暇といっても，日がな一日飲む人はむしろ少数派です。多くの人は，日中はしらふで過ごし，ビーチで泳いだり，日光浴しながら読書をしたり，あるいは，景勝地を観光したりする人のほうが多いのではないでしょうか？　もろちん，夜ともなれば，当然，お酒を飲むでしょうが，大抵は，恋人や家族とディナーを味わったり，パーティーで友人や知人との会話を楽しんだりすることを妨げない程度にとどめるのではないでしょうか？

　要するに，あの実験の設定は，人が薬物を用いる状況を正確に反映していないのです。ネズミが死ぬまで薬物を使い続けたのは，薬物自体が持つ毒性・依存性によるものではなく，むしろ檻の中という，孤独で，窮屈かつ不自由な環境のせいではないか？——そんな疑問がわいてきます。そして，これこそが，本書所収の *Rat Park* における問題意識だったわけです。

　ここで重要なのは，依存症の原因を薬物の作用にあるとするか，それとも薬物を使う環境にあるとするかで，薬物対策の方向性は大きく違ってくる，ということです。この「解説１」では，本書に所収された，*Rat Park* と *War on Drugs* という２つの作品の解説をしながら，わが国における薬物対策の課題について私見を述べたいと思います。

「ラットパーク」が意味するもの

「ラットパーク」実験

　1970 年代の終わり，先ほど冒頭で述べたような，従来行われてきた動物実験に疑問を抱いた心理学者たちがいました。サイモン・フレーザー大学のブルース・アレクサンダー博士らの研究チームです。そして，この疑問に対する答えを求めて行った実験が，本書に所収された 1 つ目の作品で描かれた，「ラットパーク（ネズミの楽園）」と呼ばれる有名な実験なのです。

　この実験では，同数オス・メス合計 32 匹のネズミが，ランダムに 16 匹ずつ，居住環境の異なる 2 つのグループに分けられました。一方のネズミは，1 匹ずつ金網の檻の中に（「植民地ネズミ」），そして他方のネズミは，広々とした場所に雌雄一緒に入れられました（「楽園ネズミ」）。

　ちなみに，楽園ネズミに提供された広場は，まさに「ネズミの楽園」でした。床には，巣を作りやすい常緑樹のウッドチップが敷き詰められ，ぬくぬくと暖かくなっていました。また，いつでも好きなときに好きなだけ食べられるように十分なエサも用意され，さらには，所々にネズミが隠れたり遊んだりできる箱や空き缶が置かれ，ネズミ同士の接触や交流を妨げない環境になっていました。

　アレクサンダー博士らは，この両方のネズミに対し，普通の水とモルヒネ入りの水を用意して与え，57 日間観察しました。言うまでもなく，モルヒネはヘロインと同じ麻薬であり，覚せい剤などよりもはるかに強い依存性を持つ薬物です。ただ，普通の水にモルヒネを溶かすと非常に苦くなってしまい，とても飲めた代物ではなくなってしまいます。そこでこの実験では，甘い砂糖シロップをモルヒネ水に溶かし，ネズミたちにとって

解説 1　　71

飲みやすいものにしました。

　その結果は非常に興味深いものでした。植民地ネズミの多くが，孤独な檻の中で頻繁かつ大量のモルヒネ水を摂取しては，日がな一日酩酊していました。途中で，植民地ネズミのモルヒネ水を，砂糖水ではなく，普通の水に溶かし，苦くてまずいモルヒネ水に切りかえましたが，それでも檻の中のネズミは普通の水ではなく，モルヒネ水を飲み続けたのです。

　一方，楽園ネズミの多くは，他のネズミと遊んだり，じゃれ合ったり，交尾したりして，なかなかモルヒネ水を飲もうとしなかったのです。もちろん，少数のネズミは，モルヒネ水を飲みましたが，その量は植民地ネズミのわずか19分の1と少量でした。どうやらネズミにとって仲間との相互交流は麻薬などよりもはるかに魅力的な楽しみだったようです。そしておそらく楽園ネズミたちは，モルヒネを摂取すると，心身の活動性が鈍ってしまい，仲間との相互交流の妨げになることを嫌ったのでしょう。

薬物の作用よりも「孤立」が問題

　「ラットパーク」実験からわかるのは，次のようなことです。つまり，ネズミをモルヒネに耽溺させるのは，モルヒネという依存性薬物の存在ではなく，孤独で，自由のきかない窮屈な環境——すなわち「孤立」——である，ということです。

　このことは，そのまま人間にも当てはまる——そう私は考えています。薬物を使ったことがある人が必ず薬物依存症になるのかといえば，そんなことはありません。たとえば，これまで何人かの覚せい剤依存症患者が私にこんな話をしてくれました。

　「覚せい剤を使いはじめたときにはたくさんのクスリ仲間がいた。俺にとっては大事な仲間だった。家にも学校にも居場所のない俺を，唯一受け入れてくれた仲間だった。だから，クスリをやりたくて仲間のたまり場に

行っていたわけじゃない。あいつらと一緒にいたくてたまり場に行っていた。クスリは単なるおまけだった。しかし，そうした仲間も大半は早々にクスリから足を洗って，社会人としてまっとうに生きている。有名な会社で偉くなって部下をたくさん従える立場になった奴もいるし，職人になって自分の腕ひとつで家族や従業員を養っている奴もいる。俺だけがいまだにクスリをやめられず，刑務所を出たり入ったりしている。いったい，あいつらと俺とでは何が違うのか」

　この発言は，同じ薬物を使いはじめても，薬物依存症になる人とならない人がいるという事実を示しており，中学校や高校の薬物乱用防止教室で子どもたちが教わる情報とはものの見事に食い違う内容です。通常，学校では，「薬物を1回でも使うと，依存症になってしまう。なぜなら，薬物の快感が脳に刻印されてしまい，2回，3回と薬物が欲しくなる。だから最初の1回『ダメ。ゼッタイ。』」と教えられるからです。

　学校で教えていることは，はたして真実なのでしょうか？

　そんなはずはありません。考えてみてください。たとえば，アルコール（エチルアルコール）という中枢神経抑制薬は立派な依存性薬物です。動物実験のデータを見るかぎり，その依存性は少なくともベンゾジアゼピン系薬剤よりもはるかに強力です。しかし，多くの人たちがこの薬物を日常的にたしなみ，ときには体調を崩すほど摂取する人もいますが，それでも，依存症の状態に陥る人はアルコール使用者のごく一部です。

　それから，たとえば重篤な身体の病気で総合病院に入院し，外科手術を受けた患者は，術後の鎮痛のために麻薬性鎮痛薬を投与されます。これは，欧米のストリートで密売されているヘロインのような麻薬よりもはるかに強力なものです。というのも麻薬の密売人は自分たちが儲けるために，別の粉で麻薬を薄めて売りさばいていますが，病院ではそんなことをする必要はないからです。そして，そのようにして術後の痛みを麻薬で抑え，元気になって退院した人たちは，その後，「あの快感が忘れられない。

解説1　　73

また注射してくれ」と医者に懇願したり，クスリを不法に入手すべく病院に忍び込んだりするでしょうか？　まさか。そんなことはめったに起こりません。

　それでは，なぜ一部の人だけが薬物依存症になってしまうのでしょうか？

　この「ラットパーク」という実験は，その問いかけの答えとなる，重要なヒントを与えてくれます。それは，依存症になりやすい人は「孤立」しているという可能性です。

依存症から回復しやすい社会とは

「ラットパーク」実験には続きがあります。

　アレクサンダー博士たちは，今度は，檻の中で大量のモルヒネ水だけを飲んでいた，薬物依存症状態の植民地ネズミを，１匹だけ楽園ネズミのいる広場へと移したのです。すると，彼らは，広場の中で楽園ネズミたちとじゃれ合い，遊び，交流するようになりました。それだけではありません。驚いたことに，檻の中ですっかりモルヒネ漬けになっていた彼らが，けいれんなど，激しいモルヒネの離脱症状を呈しながらも，なんと普通の水を飲むようになったのです。

　この実験結果が暗示しているものは，いったい何なのでしょうか？

　私が思うに，それは，薬物依存症からの回復は，檻（＝刑務所）に閉じ込めて孤立させておくよりも，コミュニティーの中，仲間の中のほうが促進されるのではないか，ということです。だとすれば，薬物依存症から回復する人を増やすためには，専門病院をたくさん作ったり，何か特定の治療法を開発したりといったこと以上に大切なことがあるのではないでしょうか？

　そう，それは，薬物依存症から回復しやすい社会の存在です。

それでは，薬物依存症から回復しやすい社会とはどのような社会でしょうか？　そのヒントを与えてくれるのが，本書に収載したもうひとつの作品 *War on Drugs* です。*War on Drugs* では，薬物に対する規制を強化し，薬物を用いた人に辱めを与え，社会から排除する政策では，薬物問題を解決することはできない，といったことが描かれています。

「薬物戦争」を乗り越えて

米国の敗北

　意外に知られていませんが，薬物対策に関するかぎり米国は，欧州諸国に比べると，はるかに厳しい政策をとってきました。

　発端は，1971 年，ニクソン大統領が，ニューヨーク市における薬物乱用者の増加を憂い，「米国人最大の敵は薬物乱用だ。この敵を打ち破るために，総攻撃を行う必要がある」と述べ，薬物犯罪の取り締まり強化と厳罰化という「薬物戦争」政策を開始する決断をしたことです。

　しかし，その結果は散々なものでした。この 40 年間，取り締まり強化に莫大な予算を投じたにもかかわらず，米国内の薬物消費量は増加の一途をたどり，薬物の末端価格はどんどん安くなり，その一方で含有される薬物の純度はどんどん高くなっていました。また，薬物に関連する犯罪をおかした者を収容するために刑務所が増え，薬物の過量摂取による死亡者や，不潔な注射器のまわし打ちによる HIV 感染者も激増しました。そして何よりも，厳しい規制が闇市場に巨大な利益をもたらし，かえって反社会的組織を大きく成長させてしまっていたのです。

　要するに，薬物使用者を刑罰によって辱め，社会から排除するという試みは，薬物問題の解決に役立っていなかったわけです。

　科学的な検証によってこうした事実が明らかになった 2011 年，薬物政

策国際委員会（各国の元首脳などからなる非政府組織）は，ある重大宣言をしました。それは，「米国の薬物戦争にもはや勝利の見込みはない。この戦争は完全に失敗だった」という敗北宣言だったのです。さらに同委員会は，各国の政府に，薬物依存症者に対しては刑罰ではなく医療と福祉的支援を提供するよう提言をしたわけです。

　世界保健機関（WHO）もこの動きに呼応しました。2013年に公表したHIV予防・治療ガイドラインのなかで，各国に規制薬物使用を非犯罪化し，刑務所服役者を減らすよう求めるとともに，薬物依存症者に適切な治療，および，清潔な注射針と注射器を提供できる体制を整えるよう，先進国各国に勧告しました。つまり，国際的には，いまや薬物対策は司法的問題ではなく，健康問題となったのです。

　ちなみに，米国の過ちはこれが最初ではありませんでした。かつて1920〜33年まで米国では禁酒法が施行されていた時代がありましたが，その間，米国民の飲酒問題は鎮静化するどころかかえって深刻化しました。限られた機会に短時間で強烈な酔いを得ようとして，国民はアルコール度数の高い蒸留酒を好むようになり，非合法化によってアルコールはギャングたちの商売道具となりました。アル・カポネのようにそれによって巨利を得たギャングがいた一方で，ギャング同士の抗争が激化してしまい，社会の治安が悪化し，殺人による死亡者が増加したのです。さらに，産業用のメチルアルコールを用いて密造されたアルコール飲料によって失明したり，死亡したりする者が多数出たことも知られています。そして，社会の治安が改善し，街に平穏さが戻るには，禁酒法の廃止を待たなければなりませんでした。

　その意味では，米国は過去の過ちから学ぶことができなかったといえるでしょう。

ポルトガルの成功——「排除」ではなく「包摂」

　今日，国際的には「辱めと排除」による薬物犯罪の防止は，薬物に悩む人をますます孤立させる施策として，いまや国際的には時代遅れなものとなっています。

　そのようななかで先進的な取り組みとして注目すべきなのが，ポルトガルの試みです。2001年，ポルトガル政府は，あらゆる薬物の少量所持や使用を許容することを決定しました。そのうえで，薬物を使用する人たちを刑務所に収容して社会から排除するのではなく，依存症治療プログラムや各種福祉サービスの利用を促すとともに，社会での居場所作りを支援し，孤立させないことを積極的に推し進めたのです。

　具体的には，薬物依存症者に対する就労斡旋サービスの拡充，薬物依存症者を雇用する経営者への資金援助，さらには，起業を希望する薬物依存症者への少額の融資などです。言いかえれば，これまで薬物依存症者を辱め，社会から排除するために割いていた予算を，逆に彼らを再び社会に迎え入れるために割り当てたわけです。

　もちろん，反対意見もありました。それは，「非犯罪化によって，より多くの若者たちが薬物に手を染め，治安の悪化を招くのではないか」という懸念です。

　しかし結果的に，この実験的政策は劇的な成功をおさめました。政策実施から10年後にあたる2011年の評価において，ポルトガル国内における注射器による薬物使用，薬物の過剰摂取による死亡，さらにはHIV感染が大幅に減少し，治療につながる薬物依存症者も著しく増加しました。しかし，何よりも最も重要な成果は，10代の若者における薬物経験者の割合が減少したということでしょう。

　ポルトガルの成功が意味するのは何でしょうか？　それは，薬物問題を抱えている人を辱め，排除するのではなく，社会で包摂すること，それこ

解説 1　　77

そが，個人と共同体のいずれにとってもメリットが大きい，という科学的事実ではないでしょうか。

　今日，欧米の先進国では，アディクション（Addiction: 依存症，あるいは，酒や薬物に溺れた状態）とは「孤立の病」であり，その対義語は，もはやソーバー（Sober: しらふの状態）やクリーン（Clean: 薬物を使っていない状態）ではなく，コネクション（Connection: 人とのつながりのある状態）であるという認識が広まりつつあります。

わが国における薬物対策の現状と課題

わが国における誤解と偏見

　わが国では，薬物依存症者に対する誤解や偏見が根強く存在します。

　実際，私自身，数年前，著名人の薬物事件が立て続いた時期に，薬物問題をとりあげたテレビ番組に出演した際に，非常に残念な気持ちにさせられたことがあります。

　その番組のなかで私は，薬物依存症治療を専門とする精神科医の立場から，次のような発言をしました。

　「薬物問題は刑罰だけでは解決しません。なぜ覚せい剤取締法で逮捕された人たちは再犯率が非常に高いのでしょうか？　それは，彼らの多くが薬物依存症という病気に罹患しているからです。その病気は，刑務所に入れば治るといったものではありません。彼らに必要なのは，刑罰ではなく治療です」

　すると，同日のうちに，その番組には視聴者からのクレームが多数寄せられたのです。その内容は，「覚せい剤依存症は病気ではなく犯罪だ。たとえ病気だとしても自業自得だ。クズどもに税金使って治療なんてするな」「あの医者は犯罪者を擁護している。頭がおかしい」「犯罪者には治療

ではなく罰を与えよ」「薬物に手を出した奴は死刑にしたらいい」……と
いったものでした。

　死刑？　正直，私は目の前が真っ暗になる気がしました。そのサイトに
書き込まれたコメントが日本人の総意というわけではないのでしょうが，
少なくともそのときの私は，「罰の痛みだけで人を変えようだなんて，な
んてサディスティックな国民なのか」と感じました。ある程度は予想して
いたとはいえ，日本人の薬物問題に対する偏見と嫌悪感がこれほどひど
く，容赦ないものと知り，暗澹たる気持ちになった記憶があります。

　なぜ日本人はこんなことを平気で言えるのでしょうか？　残忍な民族な
のでしょうか？

　思うに，おそらく日本人の多くにとって薬物問題は他人事なのです。も
しも自分の家族や恋人，あるいは友人に薬物問題で苦しむ人がいたなら
ば，こうは言えないはずです。平均的な日本人にとって，薬物依存症者な
ど「口裂け女」と同水準の都市伝説でしかなく，悩める実在の人間として
想像することができなくなっているのでしょう。

「生」の薬物依存症者と会ったことがない国民

　日本人の多くにとって薬物問題が他人事なのは，それくらい自分たちの
身近なところに薬物問題がないからです。たとえば米国民のおよそ半分の
人たちは，生涯のうちに少なくとも1回は法律で規制されている薬物を使
用するそうですが，一方の日本人の場合，生涯のうちに1回でも違法薬物
を使ったことがある人は全国民の2％程度であることがわかっています。

　このデータは，しばしばわが国の乱用防止策が一定の効果をあげている
ことの根拠として引用されてきました。しかし同時に，こうした状況こそ
が偏見や誤解を生み出す原因となっているようにも思うのです。というの
も，違法薬物経験者が身近にいる人が少ないということは，「生」の薬物

解説1　79

依存症者と直接会って話したことがある人はさらに少ないことを意味します。したがって，あらぬ噂や流言飛語が事実によって修正される機会がないまま，人々の心に棲みついてしまう危険があるわけです。

それでは，こうした，「生」の薬物依存症者を知らない日本人の多くは，いったいどこで薬物依存症に対するイメージを醸成させているのでしょうか？　おそらくそれが，中学校・高校で実施されている薬物乱用防止教育であり，芸能人や著名人が薬物事件を起こした際のメディア報道なのだと思います。

薬物乱用防止教育という「洗脳」

私は，わが国における薬物依存症者に対する偏見や誤解には，中学校や高校で実施されている薬物乱用防止教育が無視できない影響を与えていると考えています。

いまから 20 年近く昔の話です。ある中学校から講演を依頼された私は，駆け出しの自分ではリアリティーのある話ができないと思い悩みました。そこで，現在は回復してダルクの職員をやっている，「生」の元・薬物依存症者にお願いし，自分と一緒に登壇してもらい，生々しい体験談を話してもらおうと計画したわけです。

しかし，その計画を学校側に交渉したところ，学校側からは，「それはやめてほしい」と断られてしまったのです。その際，ダメな理由を聞いて驚き，かつ呆れました。

「薬物依存症の回復者がいることを知ると，子どもたちが『薬物にハマッても回復できる』と油断して，薬物に手を出す子どもが出てくるから」

後日，学校から登壇の許可が出なかったことを，あらかじめお願いしておいたダルクの職員に伝えると，彼は，苦笑まじりに次のようなことを教

えてくれました。

　「まあ，そういうのはときどきありますよ。運よく登壇が許可されても，『かっこいい服装でこないでほしい。できればジャージとか，ヨレた感じの服装でお願いします』なんて変な注文をつけられたこともありましたよ」

　要するに，学校側は，あくまでも「こんなふうになってはいけない」という人物の見本，廃人やゾンビのような薬物依存症者，つまりは「見世物」として，薬物依存症からの回復者を登壇させていた時期が確実にあったわけです。さらにいえば，こうした虚構と演出だらけの薬物乱用防止教室を，「生」の薬物依存症者と一度も会ったことのない教師や学校薬剤師がやっているわけです。ろくな内容になるわけがありません。

　その思いが確信に変わったのは，数年前に文部科学省から依頼され，全国高校生薬物乱用防止ポスターコンクールの審査員を引き受けたときのことでした（私は絵心などまったくない人間ですが，薬物依存症の専門家ということで審査員として声がかかったようでした）。

　率直に言って，実に退屈な仕事でした。というのも，国内の各地域で行われた予選を勝ち抜いた高校生たちの作品が，あまりにも画一的で没個性的だったからです。みんな似たような絵柄だったのです。いずれのポスターも，中央に目が落ちくぼみ，頬がこけた，ゾンビのような姿の薬物乱用者が描かれ，しかも両手に注射器を握りしめ，いままさに背後から子どもたちに襲いかかろうとしている——そんな構図ばかりで，学校でどのような薬物乱用防止教育がなされているのか，ありありと目に浮かぶようでした。

　ここではっきりと断言しておきましょう。そんなゾンビのような外見の薬物依存症者はめったにいません。そんな姿をしている薬物依存症者はもうすぐ死ぬ人であって，子どもたちに薬物を勧めるくらい元気のある乱用者は，それこそ「EXILE TRIBE」のメンバーのなかに混じっていても不

解説 1　　**81**

思議ではないような，格好いいルックスのイケてる先輩，健康的な体軀を
した，「自分もあんなふうになりたい」という憧れの対象であることのほ
うが多いのです。少なくともゾンビや廃人には程遠い人たちです。

　だからこそ，子どもたちは油断してしまうのです。おまけに，彼らはと
ても優しく，これまで出会ったどんな大人よりも自分の話に耳を傾け，自
分の存在価値を認めてくれて，「仲間になろうよ」と手を差し伸べてくれ
る人です。子どもたちが，薬物を勧められても，「ノー」と言わないのは，
当然ではないでしょうか？

　子どもたちを守れないだけではありません。そうした予防教育や啓発的
キャンペーンが，薬物依存症を抱える人たちに対する偏見や差別意識，あ
るいは優生思想的な考えを醸成し，地域における薬物依存症者の回復を妨
げ，障害を抱えた人との共生社会の実現を阻んでしまう可能性はないで
しょうか？

　事実，新たに地域に薬物依存者回復施設が設立されると，必ずといって
よいほど，地元住民の設立反対運動が沸き起こります。もしかすると，そ
うした住民たちは，約30年前，民放連による啓発キャンペーンのキャッ
チコピー，「覚せい剤やめますか，それとも人間やめますか」によって洗
脳された結果，回復を目指す薬物依存症者のことを「人間をやめた人た
ち」とみなすに至った可能性はないでしょうか？

見当違いのメディア報道

　芸能人や著名人が薬物事件を起こした際のメディア報道にも，つねづね
頭を抱えてきました。

　そもそも，たかだか薬物の所持や使用です。大物政治家の汚職事件や連
続殺人ならいざ知らず，ヘリコプターまで動員してその人を追い回し，家
族のプライバシーまで侵害するような報道が許されてよいのでしょうか？

おまけに，番組のコメンテーターは，それまでの輝かしい活動や実績をすべて否定し，「心の闇」や「転落の人生」といった，ベタな物語を勝手に創作し，その人の人生事体を否定するような発言をしています。

思い出すのは2016年6月に起こった薬物事件です。ある著名人が覚せい剤取締法違反で逮捕されました。その際，彼は，愛人と共に夜を過ごしたラブホテルに，早朝からガサ入れにやってきて自分を逮捕しに来た麻薬取締官にこう言ったのです。「来てくださって，ありがとうございます」。この発言が，マスメディアのあいだでちょっとした話題になりました。

私はこの一件を生涯忘れることはないでしょう。というのも，この一件に関して，あるワイドショー番組でご意見番的なタレントが口走ったコメントに，私は心底腹が立ったからです。そのコメントとは，「ありがとうなんて軽いね。反省が足りない」というものでした。

これまで私は，何人もの覚せい剤依存症患者が，「逮捕された瞬間，思わず『ありがとう』って言ってしまった」と苦笑まじりに語るのを聞いてきました。その理由を問うと，誰もが一様にこう言いました。「これでやっとクスリがやめられる，もう家族に嘘の上塗りをしないでいい。そう思ったら，何だかホッとしてしまって」と。

実は，依存症者にとってあれほど正直な言葉はないのです。その後，裁判が始まれば，なんとかして刑務所行きだけは避けたくて，たくさんの嘘をつくことになります。たとえば，本当は10年前から薬物を使っていたはずなのに「1年前から始めた」と嘘をつき，毎日のように使っていたはずなのに「月に1回だけ使っていた」と嘘をつきます。しかし，逮捕された瞬間だけは，思わず正直な気持ちを吐露してしまうわけです。

ですから，あの「ありがとう」という言葉が意味するのは，その人がそれだけ悩んでいた，苦しんでいたということなのです。「軽い」「反省が足りない」などという批判は見当違いもはなはだしいといわざるをえません。

こうした誤りが専門家によって訂正されないまま，全国のお茶の間に垂れ流され，国民を洗脳するわけです。その点で，メディアの責任はとても大きいと思います。

安心して「やめられない」と言えない国——ニッポン

正直な気持ちを口にすると，曲解され，攻撃の的にされてしまう社会。そこでは，薬物依存症からの回復は容易ではありません。

薬物依存症からの回復に必要なのは，安心して「クスリをやりたい」「やってしまった」「やめられない」と言える場所，そう言っても誰も悲しげな顔をしないし，不機嫌にもならない，そして排除されることのない安全な場所です。

薬物依存症の人が「クスリをやりたい」とわざわざ言うのは，「やりたいけど，その欲求をなんとかしたいと思っているから」です。そうでなければ，彼らは黙ってこっそり薬物を使うものですし，少なくとも治療につながる前までは，そんなふうにして薬物を使ってきたはずです。そして，「やってしまった」とわざわざ告白するのは，「うっかり失敗してしまったが，このままじゃいけない。自分は変わらなきゃいけない」という気持ちの表れです。さらに，「やめられない」というのは，「もう自分の意志の力ではどうにもならない，助けてほしい」という思いが込められていて，まさに治療につながるきっかけとなる言葉です。私たち依存症支援の専門家は，回復の第一歩として手放しで褒めるポイントなのです。

要するに，薬物依存症から回復しやすい社会とは，「薬物がやめられない」と発言しても，辱められることも，コミュニティーから排除されることもない社会ということになります。むしろ，その発言を起点にして多くのサポーターとつながり，さまざまな支援を受けることができる社会——つまり，安心して「やめられない」と言える社会です。

ところが，現在の日本社会はどうでしょうか？　一般の人たちは，身近な人からこう言われたらどう反応するでしょうか？　おそらく「反省が足りない」「ふざけるな」などと非難され，それこそ発言した人はその人格やそれまでの人生の生きざまのすべてを否定され，社会から排除されるのがオチではないでしょうか？（とても残念なことですが，わが国では，精神科医療機関でさえも，「覚せい剤を使ってしまった」と正直に告白したり，尿検査で覚せい剤反応が出たりすると，警察に通報してしまう病院が存在します）

　そして，そうした「辱めと排除」は，しばしば犯罪抑止目的という理由から正当化されています。曰く，「どうせ治りっこない薬物依存症の治療なんかに力を入れるより，新たに薬物依存症を作らないことに注力したほうが効率的だ。それには，取り締まりの強化に加え，薬物犯罪をおかした人への社会的制裁こそが抑止力となる」と。

　しかし，社会的制裁が薬物犯罪の防止に有効である，ということを証明した科学的研究はありません。それどころか，すでに米国の失敗やポルトガルの成功からもわかるように，エビデンスは排除よりも包摂がより効果的であることを明らかにしているのです。

　だから，こういってもよいでしょう。いま私たちは，薬物対策のよりどころとして，サイエンスとイデオロギーのいずれを選択するのかが問われているのだ，と。

おわりに

　最後に，わが国の薬物乱用防止教育で連呼されている「ダメ。ゼッタイ。」というキャッチコピーに関する秘話を紹介しておきたいと思います。

　実はこのキャッチコピー，もともとは国連が提唱した「Yes To Life, No To Drugs」に由来しています。したがって，直訳すれば，「人生にイ

エスと言おう，薬物にはノーと言おう」であり，超訳するにしても，せいぜい「自分を大切に，でも薬物はダメ。ゼッタイ。」くらいの忠実さは欲しいところでした。ところが，なぜか「Yes To Life」に相当する言葉が抜け落ち，誤訳レベルの日本語——「ダメ。ゼッタイ。」——となって広まったわけです。

　いま思えば，ここからボタンの掛け違いが始まりました。この誤訳の影響で，わが国の薬物対策は，自分の「人生にイエス」と言えない人，生きづらさや痛みを抱えて孤立する「人」たちへの視点を失い，薬物という「物」に特化した，人間不在の対策となったのです。つまり，対策はもっぱら捜査・取り締まりといった「供給の低減（supply reduction）」に偏り，依存症の治療・回復支援といった「需要の低減（demand reduction）」は後回し，ましてや「二次被害の低減（harm reduction）」など夢のまた夢となってしまいました。

　私は，一度，この誤訳を正し，スタートを切り直すべきだと考えています。言うまでもないことですが，薬物依存症の予防も回復支援も，薬物という「物」の規制・管理・排除に終始する対策ではダメです。孤立する「人」をどう支援し，いかにしてつながりを提供していくのかが大事です。

　いまからでも遅くありません。私は，わが国の薬物対策がその方向へと舵を切ることを，心より願っています。

解説 ②

ギャンブル依存症は回復できる

──依存症神話の打破を目指して──

小原圭司
島根県立心と体の相談センター（島根県精神保健福祉センター）

はじめに

　私は，全国に 69 カ所ある公的な相談機関「精神保健福祉センター」の
ひとつである，島根県の精神保健福祉センターで働いている精神科医で
す。そこでは，日々，様々な心の問題に悩む当事者やその家族からの相談
に応じています。私たちのセンターに持ち込まれる心の問題のなかでも，
最近急増しているのが，薬物，ギャンブル，インターネットなどに対する
「依存」の問題です。しかし，こういった「依存」の問題に関しては，「依
存症にいったんなってしまったら一生治らない」，「依存症になる人は意志
が弱くてだらしない」，「依存症問題解決のために必要なのは治療よりも法
的な規制である」といった「依存症神話」がはびこっており，それが当事
者や家族を苦しめています。

　この本に掲載されている 2 本の漫画，*Rat Park* と *War on Drugs* は，
依存症に苦しんでいる当事者，家族だけでなく，社会で暮らしているすべ
ての人に，こういった「依存症神話」に対して疑問を持っていただくため
のヒントとして翻訳されたものです。お読みになって，どんな感想を持た

れたでしょうか？　感想を整理するための手がかりになるように，薬物依存症を専門とする松本俊彦先生と，ギャンブル依存症を専門とする私とで，解説文を書くことになりました。この「解説2」では，ギャンブル依存症について解説し，*Rat Park* と *War on Drugs* という2本の漫画を参考にしながら，先に述べた「依存症神話」を打破するためのヒントを提供していきたいと思います。

ギャンブル依存症とは

　ギャンブル依存症とは，ギャンブルを繰り返すうちに癖になってしまい，ギャンブルのために金銭や人間関係で問題が生じるようになっても，「わかっちゃいるけどやめられない」ようになってしまった状態のことです。家族や友人，同僚などから非難の目を向けられるため，本人はギャンブルをしていることを隠すようになり，ギャンブルをするために「急な仕事が入った」などと嘘をつくようになってしまいます。また，ギャンブルを続けるために借金をすることも常態化してしまいます。このように，ギャンブルでは「嘘」と「借金」が2大症状といわれています。そして，嘘や借金を繰り返しているうちに行き詰まり，「うつ」や「自殺」に至ってしまうことも多いのです。

　ギャンブル依存症が，精神疾患としてとらえられるようになったのは最近のことで，1980年にアメリカ精神医学会の発表した診断基準である『精神疾患の診断・統計マニュアル第3版』（略称 DSM-Ⅲ）に記載されたのが初めてです。その時には，「病的賭博」という名称で，放火癖，抜毛癖などとならんで，「他のどこにも分類されない衝動制御の障害」というカテゴリーに分類されていました。その後，『精神疾患の診断・統計マニュアル第4版』（略称 DSM-Ⅳ）でもこの名称は使われ続けました。しかし，ギャンブル依存症の人の脳画像の研究や，治療法の研究が進むなかで，ア

88

ルコール依存症や薬物依存症の人の脳と，ギャンブル依存症の人の脳とで，起こっている現象がよく似ていること，また，効果のある治療法がほとんど同じであることがわかってきました。そこで，ギャンブル依存症も，アルコール依存症や薬物依存症と同じカテゴリーに入れたほうがよいのではないかということになり，専門家集団の議論を経て，2013年に発表された『精神疾患の診断・統計マニュアル第5版』（略称 DSM-5）では，「物質関連障害および嗜癖性障害群」というカテゴリーに入り，疾患としての名称も，「ギャンブル障害」に変わりました。こういった経緯から，現在では，厚生労働省も，ギャンブル依存症を，アルコール依存症や，薬物依存症と同じ「依存症」として，支援の枠組みを考えるようになってきました。

　それでは，「嘘」や「借金」以外にも，どういう症状があればギャンブル依存症を疑ったらよいのでしょうか？　ここで，北海道立精神保健福祉センターが開発した「**ギャンブルに関する10の質問**」をご紹介します（許可を得て掲載）。

Q1　ギャンブルのことを考えて仕事が手につかなくなることがある。

Q2　自由なお金があると，まず第一にギャンブルのことが頭に浮かぶ。

Q3　ギャンブルに行けないことでイライラしたり，怒りっぽくなることがある。

Q4　一文無しになるまでギャンブルをし続けることがある。

Q5　ギャンブルを減らそう，やめようと努力してみたが，結局はだめだった。

Q6　家族に嘘を言って，ギャンブルをやることがしばしばある。

Q7　ギャンブル場に，知り合いや友人はいないほうがよい。

解説2　89

Q8 20万円以上の借金を5回以上したことがある，あるいは総額50万円以上の借金をしたことがあるのにギャンブルを続けている。

Q9 支払い予定の金を流用したり，財産を勝手に換金したりし，ギャンブルに当て込んだことがある。

Q10 家族に泣かれたり，固く約束させられたりしたことが2度以上ある。

　この「10の質問」では，5個以上当てはまる人は早期治療につながることを，そして3個または4個ある人はギャンブルの楽しみ方をいま一度見直すことを勧めています。

ギャンブル依存症の日本における現状

　それでは，今の日本では，ギャンブル依存症に苦しんでいる人はいったいどのくらいいるのでしょうか？　2017年に，独立行政法人 国立病院機構 久里浜医療センター副院長の松下幸生先生が中心となって，日本医療研究開発機構（AMED）から研究費の助成を受けて行った研究があります。松下先生らは，全国1万人を対象に調査を行い，その結果から，生涯を通じてギャンブル依存症にかかったことが疑われる人は320万人（成人の3.6%），過去1年に限っても70万人（成人の0.8%）と推計しました。全国の精神科医が，治療に最も力を入れている精神疾患は統合失調症ですが，その統合失調症の患者数が70万人といわれています。それとちょうど同じだけの数の人が，過去1年に限ってもギャンブル依存症に苦しんでいるということになります。そして，ギャンブル依存症の人が行っているギャンブルで最も多かったのは，パチンコ・パチスロが圧倒的でした。

ギャンブル依存症の経過

それでは，ギャンブル依存症の人は，どのような経過をたどるのでしょうか？　もちろん個人差はありますが，以下のようなものが典型的です（本人の同意は得ていますが，個人が特定されないように細部に改変を加えています）。

Ａさんのストーリー

Ａさんは32歳の男性です。大学2年生のとき，アルバイト先の先輩に誘われてパチンコを始めました。初めてパチンコをした日に，ビギナーズラックで大当たりして，千円が4万5千円になり，パチンコの魅力に目覚め，その後もアルバイト代が出るとパチンコにつぎ込むようになりました。就職後も，日曜日にはパチンコ屋に一日中いるようになりました。そのうち，クレジットのローン，サラ金にも手を出し，借金してパチンコをするようになりました。休日や仕事中にも「突発事態が発生したので取引先に行ってきます」などと家族や同僚に嘘をついてパチンコをするようになりました。26歳のときには，借金が500万円にまでふくらみ，「もう返せない」「死ぬしかない」と思いつめ，失踪してしまいました。家族が必死で探し出し，借金を本人の代わりに一括返済しました。それからしばらくは，Ａさんはパチンコをやめていました。しかし，たまたま街でパチンコ屋の大型ビジョンを見て，新しい機種が入ったことを知り，「どんな機種なのか見るだけ見てみよう」と思ってパチンコ屋に足を踏み入れたことをきっかけに，パチンコを再開してしまいました。その後，まもなく，クレジットのローン，サラ金のローンを資金にしてパチンコをするようになってしまいました。家に置いてあった生活費を持ち出したことを家族に問いただされ，借金をしてパチンコをしていたことが発覚

解説2　91

し、心配した家族に連れられて精神保健福祉センターに来所しました。

ギャンブル依存症の発症のメカニズム

あなたは、「脳内麻薬」という言葉を聞いたことがあるでしょうか？脳内では、モルヒネなどの麻薬と似た作用を示す物質が自然な状態でも存在しており、充実感や幸福感をもたらしたり、鎮痛作用を及ぼしたりなど、様々な働きをしています。そうした物質を総称して「脳内麻薬」といいますが、そのなかでも代表的なのがドーパミンという物質です。

ドーパミンは、様々な場面で脳内で分泌されます。たとえば、趣味の活動を楽しんでいるとき、人から賞賛されたとき、目標を達成したとき、美味しいものを食べているとき、恋のトキメキを感じているときなどです。いわゆる「プチハッピー」を感じているときにドーパミンが脳内で分泌されているといえるでしょう。

ドーパミンは、ギャンブルをしているときにも脳内で分泌されます。特に、パチンコのような「電子ゲーム機械」（electronic gaming machine；略称 EGM）は、映像や音などを効果的に使用し、強烈な刺激があるために、大当たりが出たときには、脳内でドーパミンが大量に分泌されます。そして、こういった経験を繰り返しているうちに、ギャンブルをしていないときにも、ギャンブルのことを思い浮かべただけでも脳内でドーパミンが分泌されるようになってしまいます。

こういった状態が続くとどうなるでしょうか？ 刺激にさらされ続けていると、徐々にその刺激に慣れてしまい、同じ刺激では満足できなくなるという経験は、誰でもあると思います。脳内のメカニズムもこれと同じです。ギャンブルを繰り返しているうちに、脳がドーパミンに対してどんどん鈍感になってしまい、少ないドーパミンではプチハッピーが得られなく

なります。

　つまり，ギャンブルを繰り返していると，趣味の活動を楽しんでいるとき，人から賞賛されたとき，目標を達成したとき，美味しいものを食べているとき，恋のトキメキを感じているときなど，これまで充実感を得られていたことからプチハッピーが得られなくなります。そして，ギャンブルで大当たりが出たとき，ギャンブルのことを考えているときだけ，かろうじてプチハッピーが得られるのです。こうなったら，人は「自分にはギャンブルしかない」と思い込んでしまいます。つまり，ギャンブルにマインドコントロールされた状態です。そして，ギャンブルが与えてくれる束の間のプチハッピーを維持するために，嘘や借金を繰り返してしまうのです。そして，頭がギャンブルのことでいっぱいになってしまうために（これを「視野狭窄」といいます），「ギャンブルでできた借金を返すにはギャンブルしかない」と思い込んでしまいます。そのため，借金があればあるほど，もっともっとギャンブルにのめり込んでしまうのです。

　このことからわかることが３つあります。１つ目は，「ギャンブルを繰り返していれば，誰でもギャンブル依存症になる可能性がある」ということです。２つ目は，「ギャンブル依存症の人は，必ずしも楽しくてギャンブルをしているわけではない」ということです。３つ目は，回復のためには，強い意志を持つより，ギャンブルを上手に避けて，ギャンブルで大量に分泌されたドーパミンのせいで，ドーパミンに鈍感になってしまった脳を元に戻していくことが必要だということです。

ギャンブル依存症を予防するには

　それでは，ギャンブル依存症を予防するにはどうしたらよいのでしょうか？　そのためのポイントは４つあります。

解説2　93

予防のポイントの１つ目は，「**開始年齢までに正しい知識を得よう**」です。私の勤務する精神保健福祉センターに相談のために来所したギャンブル依存症の人 153 人の，ギャンブル開始年齢を調査したところ，そのうち 95 人（62％）が 18 歳から 20 歳の間にギャンブルを開始していました。高卒で働く人は就職が決まった高校３年生のときが多く，大学に進学した人は，大学入学後アルバイトを開始して少し経済的な余裕ができたときが多いのです。ですから，ギャンブルを開始する前，つまり遅くとも高校３年生になる前に，ギャンブル依存症に関する正しい知識を得ることが重要だと考えられます。

　予防のポイントの２つ目は，「**はまりやすい特性の人は特に注意しよう**」です。不安やうつを抱える人，発達障害や注意欠如・多動症（ADHD）を抱える人，パーキンソン病で治療中の人は，ギャンブルにはまりやすいことがわかっており，要注意です。

　不安やうつを抱える人は，その不安やうつをまぎらわすためにギャンブルをすることがあります。そうすると，ギャンブルをすることで短期的には不安やうつは軽快するかもしれませんが，長期的には経済的な問題が起こり，逆に不安やうつが重くなってしまいます。しかし，その不安やうつをまぎらわすために，さらにギャンブルをするようになってしまい，深みにはまってしまうのです。

　発達障害や ADHD を抱える人は，目の前にあることに行動を左右されやすく，見通しを持って行動することが難しい場合があります。そのため，ギャンブルで負け続けても「やめよう」と考えるのが難しく，通常の人よりもずっと早いペースでギャンブルにはまってしまう場合があります。我々のセンターでは，ギャンブルを開始してから 10 年以上経ってから相談に来られる人が多いのですが，発達障害や ADHD を抱える人に限って言えば，ギャンブルを開始して２年程度で，行き詰まって相談に

来られる人が多いと感じています。

　パーキンソン病で治療中の人は，治療のために，脳の中で不足しているドーパミンを増やすような薬物を投与されている場合があります。そうすると，ギャンブルをしたときに，ドーパミンが非常に多く分泌され，その結果ギャンブル依存症になってしまう場合があります。我々のセンターでも，高齢になってギャンブルにはまってしまって相談に来られた人のなかに，パーキンソン病で治療中で，ドーパミンを増やすような薬を投与されていた人がおられ，本人の許可を得たうえで主治医と連絡をとり，処方内容を考えていただいたことがありました。

　予防のポイントの3つ目は，「**リミット設定・収支表を記載しよう**」です。ギャンブルをすればするほど，脳内でドーパミンが分泌されるわけですから，脳を守るためにも，ギャンブルの頻度・時間・賭ける金額（軍資金）を予め決めておくこと（「リミット設定」）が大切です。たとえば，頻度は「週1回まで」「金曜の夜だけ」，時間は「1回2時間まで」，金額は「1回二万円まで」といった具合です。頭の中でリミット設定をするよりは，ノートやスマホのメモアプリなどに記載して「見える化」をしたり，家族や友人に宣言することがさらに有効といわれています。また，1回ギャンブルをするごとに，「日付，費やした時間，最初持っていた軍資金，終了時所持金，その回の収支，その月の収支合計」をノートやスマホのアプリなどに記載していく「収支表の記載」も大切です。こうして，ギャンブルの結果を客観的に見える化することで，自然にギャンブルにかける時間や金額をセーブする効果があるといわれています。

　予防のポイントの4つ目は，「**気になったらセルフチェックや相談をしよう**」です。ご自身で，「ギャンブルのことが頭から離れなくなっているな」「ちょっとヤバイかも」と思ったら，先ほど挙げた「ギャンブルに関

解説2　95

する10の質問」を使って，セルフチェックをしてみるとよいでしょう。そして，当てはまるものが5個以上ある場合，または，3個ないし4個ではあるが自分でコントロールすることが難しい場合には，早めに相談機関に相談していただけたらと思います。具体的には，お住まいの地域にある精神保健福祉センターに相談していただければ，どのセンターでもギャンブル問題の相談に応じることができます。我々のセンターのように，「心と体の相談センター」とか「こころの健康センター」など，別の名前になっているセンターもありますが，「全国の精神保健福祉センター一覧」でインターネット検索していただければ，厚生労働省の作成した一覧ページにたどり着けますので，活用していただければと思います。

ギャンブル依存症からの回復

　続いて，ギャンブル依存症からの回復についてお伝えしたいと思います。我々のセンターでは，ギャンブル依存症に対する回復プログラムSAT-G（島根ギャンブル障がい回復トレーニングプログラム）を開発，2015年の11月から実施し，これまでに79人の方に利用していただきました。その経験から，「こうすればギャンブル依存症は回復できる」というところを解説したいと思います。

　我々のセンターの回復プログラムSAT-Gの元になったのは，薬物依存症の人に対する回復プログラムであるSMARPP（せりがや覚せい剤再発防止プログラム）です。SMARPPは，2006年9月，国立精神・神経医療研究センターにおいて，本書の「解説1」で薬物依存症について書いている松本俊彦先生が中心となって開発されました。その後，2007年には，東京都の西部にある多摩総合精神保健福祉センターにおいて，SMARPPを簡易版にしたTAMARPPが立ち上がりました。その後，他の精神保健福祉センターでも，SMARPPの簡易版のプログラムが続々と行われるよ

うになりました。すると，各地の精神保健福祉センターのプログラムに
は，薬物依存症の人だけでなく，徐々に，ギャンブル依存症の人も集まる
ようになりました。これは，つい最近まで，ギャンブル依存症に関して，
医療機関で診てもらえる場所がほとんどなく，精神保健福祉センターが頼
りだったことと関係しているかもしれません。そして，このプログラムの
中で，ギャンブル依存症の人も，薬物依存症の人と同じように，しっかり
回復していくことがわかってきました。そして，それぞれのセンターで
は，ギャンブル依存症の人に対し，プログラムの中に出てくる「薬物」を
「ギャンブル」に置き換えて，そのままプログラムを実施していました。
しかし，このやり方では，プログラムを受講する当事者にも，実施する支
援者にも負担がかかってしまいます。そこで，我々はSMARPPを開発し
た松本俊彦先生の許可を得て，SMARPPを元にした，ギャンブルに特化
したプログラムを開発することにしたのです。我々は，最初，ギャンブル
依存症の人に対して，SMARPPやTAMARPPを実施していたのですが，
受講した当事者の協力を得ながら，プログラムの内容を徹底的に見直して
いきました。そして，前述のとおり，2015年11月から，ギャンブルに特
化した回復プログラムSAT-Gとして運用を開始したのです。

　SAT-Gプログラムの中心になっている考え方は，「ギャンブルをする
前には，必ずそれにつながる引き金がある。その引き金のせいで，『ちょっ
とやりたいな』という欲求がわいてくる。その欲求を放置して何もしない
と，欲求が『やりたくて仕方ない』という渇望に変わってしまう。そう
なってしまったら，もう止めることはできなくなる。だからまずは，ギャ
ンブルにつながる引き金を徹底的に避けよう。そして，どうしても避けき
れず，欲求がわいたときは，対処行動をしよう」というものです。

　実はこの考え方は，2600年前のお釈迦さまの教えとそっくりだと言っ
たら驚かれるでしょうか。お釈迦さまが亡くなられる前の数カ月のことを
描いた伝記が，スリランカ，タイ，カンボジア，ミャンマー，ラオスに広

まる南伝仏教の経典「大パリニッバーナ経」として，大切に伝わっています。その中で，お釈迦さまが亡くなられる直前，クシナガラの町で，長年従者としてお仕えしていたアーナンダが，亡くなられる前に大切なことを尋ねておこうとお釈迦さまに問いかけます。お釈迦さまはすでに沙羅双樹の元に北枕で横になり，そして上から沙羅双樹の花びらがハラハラと散ってきています。この場面で，以下のような問答がなされたというのです。

　「我々僧侶は異性に対してどう接したらよいでしょうか？」

　「アーナンダよ，見るな」

　「それでは，もし見てしまったらどうしたらよいでしょうか？」

　「アーナンダよ，話しかけるな」

　「それでは，話しかけられたらどうしたらよいでしょうか？」

　「アーナンダよ，マインドフルネスの瞑想をしなさい」

　仏教の僧侶は，修行の妨げになるので，異性と交遊することは禁じられています。しかし，昔も今も，異性の問題に悩む僧侶は大変多かったのです。この問題に対してお釈迦さまは，弟子に対して，「引き金を避けなさい」「避けきれないときは，対処行動をしなさい」と教えたのです。このことからも，この考え方が，とても普遍的で有効なものであることがわかると思います。

　そして，SAT-G の構造は，以下のようになっています。

　第1回　あなたのギャンブルについて整理してみましょう

　第2回　引き金から再開にいたる道すじと対処

　第3回　再開を防ぐために

　第4回　私の道しるべ

　第5回　回復への道のり

　アンコールセッション　回復のために　〜信頼，正直さ，仲間〜

第1回では，ギャンブルをすることのメリット・デメリットを整理し，それを踏まえて，今後の目標設定（「断ギャンブル」〔ギャンブルを完全に断つこと〕または「節ギャンブル」〔節度をもってギャンブルをすること〕）をします。目標が節ギャンブルの場合は，頻度，時間，かける金額も設定します。

　第2回から第4回にかけては，「ギャンブルにつながる引き金を徹底的に避けよう」「どうしても避けきれず，欲求がわいたときは，対処行動をしよう」という方法論に基づき，ギャンブルにつながる引き金は，自分にとってどういうものがあるのか，そしてどんな対処行動をしたらよいのか，ということを中心に学んでいきます。

　第5回は，そうして引き金を避け，対処行動をして，それでもギャンブルを再開してしまったらどうしたらいいのかを学びます。

　アンコールセッションでは，依存症からの回復のためには正直さと仲間が大切であること，そして，嘘や借金のせいで失ってしまった信頼は，日々の行動を積み重ねることで徐々に取り戻していけることを学びます。

　それでは，このプログラムによって，ギャンブル依存症の人はどのくらい回復したのでしょうか？　SAT-Gを開始した2015年11月から，2017年3月末までに，22人のギャンブル依存症の人にSAT-Gを実施したところ，途中で離脱した人はわずか1人でした。そして，プログラム実施中の1人を除いた，修了した20人のデータを調べたところ，修了時に断ギャンブルの状態だった人は15人（75%），節ギャンブルの状態だった人は5人（25%）でした。節ギャンブルの5人のギャンブル状況に関しても，ギャンブルの頻度，時間，かけた金額はすべてプログラム開始前より減少しており，特に，かけた金額に関しては，すべてプログラム開始前の20%以下になっていました。この結果から，「プログラムの受講はギャンブル依存症からの回復に有効である」といえるでしょう。先ほど述べたAさんも，我々のセンターに来所後，プログラム受講を選択され，全セッションを受講し，無事卒業されました。今でも時々，プログラムのOBと

解説2　　99

して我々のセンターに来所し，元気な姿を見せてくださっています。

依存症神話の打破に向けて

　それでは，ここで，最初に述べた「依存症はいったんなってしまったら一生治らない」，「依存症になる人は意志が弱くてだらしない」，「依存症問題解決のために必要なのは治療よりも法的な規制である」といった「依存症神話」に戻ってみたいと思います。

　漫画 *Rat Park* と *War on Drugs* を読み終わった読者は，これらの依存症神話に疑問を持たれたのではないでしょうか？　ラットパーク実験においては，どんなネズミでも，牢獄のようなケージに閉じ込められたら，薬物依存症の状態になってしまいました。しかし，広々として，遊び道具があったり，他のネズミと自由に交流できるパーク（park；楽園）にいれば，どのネズミも，たとえ自由に使える機会があっても薬物を使用しようとはしませんでした。それどころか，いったんケージの中で薬物依存症の状態になってしまったネズミですら，広々とした楽園に移されると，離脱症状に苦しみながらも徐々に回復していきました。また，漫画 *War on Drugs* において，薬物を違法化して厳罰を科しても，反社会的な組織が潤って社会の治安が悪化し，依存症者が経済的に困窮したり社会から孤立したりするだけで，依存症にかかる人が減ることはないことが描かれていました。

　このことから，読者の方には，薬物依存症について，「依存症は回復できるのではないか？」「依存症になるかならないかは，本人の意志の問題ではなく，外部の環境や他者とのつながりの影響が大きいのではないか？」「依存症問題解決のために必要なのは法的な規制よりもまず治療ではないか？」という疑問が生じたと思います。そしてこの疑問に対する答えは，松本先生の「解説1」にあるとおりです。

それでは，ギャンブル依存症についてはどうでしょうか？　これまで説明してきたように，我々のセンターに相談に来られたギャンブル依存症の人のほとんどが，プログラムを受講することで，断ギャンブルや節ギャンブルを達成することができました。ですから，ギャンブル依存症についても「いったんなってしまったら回復しない」のではなく「回復できる」と言うことができるでしょう。

　また，「依存症になる人は意志が弱くてだらしない」という神話についてはどうでしょうか？　「ギャンブル依存症の発症のメカニズム」で説明したように，ギャンブルを繰り返せば，どんな人でも，脳がギャンブルの刺激のせいで分泌される大量のドーパミンに慣れてしまい，ギャンブル以外のことから充実感を感じられなくなってしまいます。意志の強さは関係ありません。ギャンブル依存症からの回復に関しても，ギャンブルへの引き金を上手に避け，ギャンブルへの欲求がわいたら対処行動をするという「賢さ」は必要ですが，意志の強さは必要ありません。ですから，「ギャンブル依存症と意志の強さは無関係」と言うことができるでしょう。

　最後に，「依存症問題解決のために必要なのは治療よりも法的な規制である」という神話についてはどうでしょうか？　2016 年に IR（統合型リゾート）推進法が，そして 2018 年に IR 実施法が成立し，入場回数制限や入場料など，法的な規制に関しては，国会において活発な議論がなされ，新聞やテレビでも連日のように報道されました。そして，2019 年度に内閣府は，その外局として設置される「カジノ管理委員会」の設立準備および運営費など関連経費で約 60 億円を要求しています。しかし，治療の面に関して言えば，2018 年にギャンブル等依存症対策基本法が成立・施行されたものの，対策の予算は，アルコール依存症，薬物依存症，ギャンブル依存症を合わせてたった 6 億 1 千万円しかありません（2018 年 11 月執筆時点）。このことからわかるように，法的な規制に比べて，治療の部分

解説 2　　101

は軽視されているといわざるをえないでしょう。たとえば韓国では，ギャンブル事業者は，純売上の0.35%を依存症対策のための負担金として納付することが義務づけられており，これはほぼ18億円に相当します（2014年のデータ。1ウォン＝0.1円として計算）。もちろんギャンブルに対する法的な規制は大変重要ですが，その議論と並行して，日本でも韓国と同様の事業者負担制度を導入するなどして，ギャンブル依存症の治療体制を強力に推し進めることが必要と考えます。

　以上，依存症神話の打破に向けて，ギャンブル依存症に的を絞って，解説を加えさせていただきました。読者の参考にしていただければ幸いです。

おわりに

　この本は，依存症に関する2本の漫画 *Rat Park* と *War on Drugs* とその解説からなっています。この2本の漫画を読み終えて，どのような感想を持たれたでしょうか？　おそらく，今まで持っていた依存症に対するイメージとは全く違う印象を，依存症に対して感じ始めたことと思います。漫画についての説明は「解説」に譲り，ここでは，私が *Rat Park* という漫画に出会ったきっかけについて述べたいと思います。

　私がブルース・アレクサンダー教授のラットパーク実験について知ったのは，イギリスのジャーナリストであるヨハン・ハリの TED トーク「依存症─間違いだらけの常識」を通してでした。ある友人の facebook のページで，この TED トークの YouTube 動画がシェアされていたのです。ヨハン・ハリは，幼いころ，親戚に薬物依存症の人がいたり，大人になってからも，付き合った恋人が薬物依存症だったりしたことから，「薬物依存症に対して，なぜ効果のない対策が延々と続けられているのだろう？」「もっといい対策があるのではないか？」という疑問を持ち，世界中の様々な研究者たちに意見を聞いてみようと思ったのです。この動画の中で，彼がブルース・アレクサンダー博士に会い，ラットパーク実験について詳しく話を聞いたエピソードが出てきます。動画を見終わったあと，私はブルース・アレクサンダー博士のホームページを探して，博士の書いた記事をいろいろと読んでみました。そして，彼のホームページに，ちょうどタロットの「賢者」のカードのように，左手に長い杖を持ち，右手に明かりを掲げ，マントを被った人物が，岩の上に立ち，ネズミがいる砂場を見下ろしている白黒の絵のバナーが貼ってありました。それが，スチュアート・マクミランの漫画 *Rat Park* の表紙絵でした。これが，私が彼の

漫画を知ったきっかけです。実は，スチュアート・マクミランは，自らも薬物を使用していた経験から，ブルース・アレクサンダー博士のラットパーク実験に興味を持ち，博士にコンタクトをとり，実験について詳しく説明を受け，当時の写真資料をもらったりしながら，この漫画を作り上げていたのです。そうしたいきさつがあって，博士のホームページに漫画 *Rat Park* のバナーが貼ってあったのでした。

　こういう経緯で，私はスチュアート・マクミランの漫画 *Rat Park* を知ったのですが，ちょうどそれと同じころに，日本精神神経学会の広報委員会主催で，メディア向けの記者勉強会があり，そこで松本俊彦先生が薬物依存について講義をされるのを聴講する機会がありました。そしてその講義の中で，松本先生もラットパーク実験について解説されていたのです。講義を聴いてしばらくしてから，松本先生にお会いする機会があり，私は記者勉強会のお礼とともに，ラットパーク実験についての漫画があることを伝えました。その後の経緯については，松本先生の「はじめに」（本書の冒頭）にあるとおりです。

　こうしたわけで，様々な偶然が重なってこの本は出版されることになりました。依存症の支援に関わるすべての人，そして広く一般の方に，この本が読まれ，依存症に対する正しい知識が共有され，偏見が打破されることを願っています。

小原圭司

■漫画

スチュアート・マクミラン（Stuart McMillen）

1985年生まれ。オーストラリアのキャンベラに在住する漫画家。クラウドファンディングによって世界中の支援者から資金調達しつつ，科学，生態学，心理学，経済学といった領域にまたがる様々な社会問題をとりあげて，ノンフィクション漫画を執筆し，インターネット上で発表する活動を続けている。

www.stuartmcmillen.com

■監訳・解説文

松本俊彦（まつもと　としひこ）

国立研究開発法人 国立精神・神経医療研究センター 精神保健研究所 薬物依存研究部 部長／薬物依存症センター センター長。1993年佐賀医科大学医学部卒業後，神奈川県立精神医療センター，横浜市立大学医学部附属病院精神科，国立精神・神経医療研究センター 精神保健研究所 司法精神医学研究部などを経て，2015年より現職。著書に『アディクションとしての自傷』（星和書店，2011），訳書に『人はなぜ依存症になるのか』（星和書店，2013），『アディクション・ケースブック』（星和書店，2015）など，著書・訳書多数。

小原圭司（こばら　けいじ）

島根県立心と体の相談センター（精神保健福祉センター）所長。精神保健指定医，精神科専門医。1993年東京大学医学部卒業。東京大学医学部附属病院，虎の門病院，松沢病院，関東医療少年院などを経て，2012年より現職。2008年より日本精神神経学会の学会英文誌である *Psychiatry and Clinical Neurosciences* の Managing Editor も務めている。訳書に『10代のための人見知りと社交不安のワークブック』（星和書店，2013）がある。

■訳

井口萌娜（いぐち　もな）

1992年生まれ。2011年渡米。2015年ハワイ大学マノア校卒業。生物学士号取得。2015年〜2016年ロンドン大学（UCL）で，摂食障害臨床栄養学修士号取得。翻訳・通訳をするほか，MentorCONNECT をはじめとする組織で，メンターとして摂食障害当事者や家族をサポート。また，治療の過程や克服に大事な気づきをブログに綴り，発信している。
ブログの URL　http://ameblo.jp/naia415/

本当の依存症の話をしよう
ラットパークと薬物戦争

2019 年 1 月 23 日　初版第 1 刷発行
2020 年 2 月 4 日　初版第 2 刷発行

著　　　者　スチュアート・マクミラン，松本俊彦，小原圭司
監 訳 者　松本俊彦，小原圭司
訳　　　者　井口萌娜
発 行 者　石澤雄司
発 行 所　株式会社 星 和 書 店
　　　　　〒 168-0074　東京都杉並区上高井戸 1-2-5
　　　　　電話　03（3329）0031（営業部）／03（3329）0033（編集部）
　　　　　FAX　03（5374）7186（営業部）／03（5374）7185（編集部）
　　　　　http://www.seiwa-pb.co.jp
印 刷 所　株式会社 光邦
製 本 所　鶴亀製本株式会社

Printed in Japan　　　　　　　　　　　　ISBN978-4-7911-1001-8

・本書に掲載する著作物の複製権・翻訳権・上映権・譲渡権・公衆送信権（送信可能
　化権を含む）は（株）星和書店が保有します。
・ JCOPY 〈（社）出版者著作権管理機構 委託出版物〉
　本書の無断複製は著作権法上での例外を除き禁じられています。複製される場合は，
　そのつど事前に（社）出版者著作権管理機構（電話 03-3513-6969，
　FAX 03-3513-6979，e-mail：info@jcopy.or.jp）の許諾を得てください。

アディクション・ケースブック
―「物質関連障害および嗜癖性障害群」症例集―

ペトロス・ルヴォーニス，アビゲイル・J・ヘロン 著
松本俊彦 訳
A5判　304p　定価：本体 2,700円＋税

DSM-5 の依存症・嗜癖関連障害の症例 12 例が提示され，診断と評価、治療の状況が描かれている。様々な物質の使用障害や嗜癖行動の概念や治療について具体的に書かれた嗜癖精神医学の入門書。

アディクションとしての自傷
「故意に自分の健康を害する」行動の精神病理

松本俊彦 著
四六判　340p　定価：本体 2,600円＋税

自傷に関する豊富な臨床経験と研究知見にもとづき、「アディクションとしての自傷」という新しい仮説を提唱し、自傷に対して積極的に介入することの重要性を主張。多くの援助者、本人・家族に自傷と向き合う勇気を与えてくれる。

人はなぜ依存症になるのか
自己治療としてのアディクション

エドワード・J・カンツィアン，マーク・J・アルバニーズ 著
松本俊彦 訳
A5判　232p　定価：本体 2,400円＋税

依存症者が自らの苦悩に対して自己治療を施し、その結果、依存症に陥るとする自己治療仮説は、依存症の発症と一連の経過を説明するいま最も注目を集めている理論である。依存症治療に必読の書。

発行：星和書店　http://www.seiwa-pb.co.jp

依存性薬物と乱用・依存・中毒

時代の狭間を見つめて

和田清 著
A5判　184p　定価：本体 1,900円＋税

有機溶剤、覚せい剤からヘロイン、コカイン、エクスタシーまで、依存性
薬物の特徴とその作用をわかりやすく解説し、乱用・依存・中毒に陥る人
間と薬物との関係を、時代背景を踏まえて見つめた好著である。

高機能アルコール依存症を理解する

お酒で人生を棒に振る有能な人たち

セイラ・アレン・ベントン 著
水澤都加佐 監訳　伊藤真理，会津亘，水澤寧子 訳
A5判　320p　定価：本体 2,800円＋税

病的な飲酒を続けながらも有能な仕事ぶりによって見過ごされてきた「高機
能アルコール依存症者」。その実態と回復への道筋を当事者へのインタビュー
と調査研究に基づき詳説。当事者である著者自身の壮絶な体験も添えられる。

10代のための
人見知りと社交不安のワークブック

人付き合いの自信をつけるための認知行動療法と ACT の技法
（アクセプタンス＆コミットメント・セラピー）

ジェニファー・シャノン 著　ダグ・シャノン イラスト
クリスティーン・パデスキー 序文　小原圭司 訳
B5判　136p　定価：本体 1,200円＋税

認知行動療法やアクセプタンス & コミットメント・セラピーを基礎にしたト
レーニングで、人見知りや社交不安を克服。豊富なイラストや事例、エクサ
サイズは、10代の若者向けに工夫されている。

発行：星和書店　http://www.seiwa-pb.co.jp

〈特集〉薬物依存症に対する最近のアプローチ

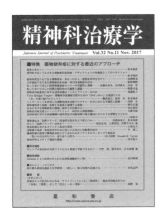

月刊 **精神科治療学**
32巻11号

B5判　定価：本体 2,880円＋税

薬物依存症の最近の治療法をわかりやすく解説した決定版！薬物依存症は、治療継続とリハビリテーション、社会復帰支援、家族支援が何よりも大切である。本特集では、最近の臨床実践やさまざまな治療的取り組みを第一線の執筆者が紹介する。専門医療施設が圧倒的に不足している中で、一般精神科医も薬物依存症を診る機会が増えるが、本特集はこれから薬物依存症治療に取り組む精神科医療関係者にも最近の情報をわかりやすく解説。本特集で学べば、明日からの薬物依存症の臨床が格段に良くなる特集。

発行：星和書店　http://www.seiwa-pb.co.jp